实用中医技术与疗法丛书

总主编◎苏惠萍 倪 磊

小儿推拿疗法

主 编◎陈幼楠 肖星蕾

中国健康传媒集团
中国医药科技出版社

内 容 提 要

本书分为三个部分介绍小儿推拿的特点、操作方法及临床应用。上篇介绍小儿生理病理特点及小儿推拿注意事项。中篇对小儿推拿的常用手法与穴位做具体阐述，小儿推拿是通过不同的手法作用于相对应的穴位，调节机体脏腑功能，补虚泻实，使异常的身体功能恢复到正常的生理状态，从而起到治疗及保健的作用。下篇着重介绍在中医基础理论的指导下，小儿常见病的推拿治疗。本书适合基层医生和患儿家长临证参考。

图书在版编目（CIP）数据

小儿推拿疗法 / 陈幼楠，肖星蕾主编 . —北京：中国医药科技出版社，2024.1
（实用中医技术与疗法丛书）

ISBN 978-7-5214-3842-0

Ⅰ . ①小… Ⅱ . ①陈… ②肖… Ⅲ . ①小儿疾病—推拿 Ⅳ . ① R244.15

中国国家版本馆 CIP 数据核字（2024）第 053470 号

美术编辑 陈君杞
版式设计 南博文化

出版 **中国健康传媒集团** | 中国医药科技出版社
地址 北京市海淀区文慧园北路甲 22 号
邮编 100082
电话 发行：010-62227427 邮购：010-62236938
网址 www.cmstp.com
规格 710×1000mm $^1/_{16}$
印张 8 $^3/_4$
字数 160 千字
版次 2024 年 1 月第 1 版
印次 2024 年 1 月第 1 次印刷
印刷 河北环京美印刷有限公司
经销 全国各地新华书店
书号 ISBN 978-7-5214-3842-0
定价 48.00 元

获取新书信息、投稿、为图书纠错，请扫码联系我们。

编委会

主　编　陈幼楠　肖星蕾

编　委　贺　萌　曲　萌　马鸣峥

　　　　杨丹妮　林小娟

主编简介

陈幼楠，中医学博士、副教授、硕士生导师、副主任医师，兼任中华中医药学会推拿分会青年委员会委员、北京市中医药学会推拿专业委员会委员、中国中医药研究促进会综合儿科分会委员。从事小儿推拿临床、教学10余年，擅长以推拿为主治疗小儿各种常见病及病后调理。参编多部推拿行业规划教材及创新教材，出版《古代经典按摩文献荟萃》等著作7部。以腹部推拿手法的起效机制及 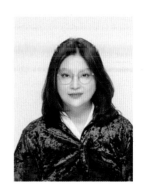 内科、儿科疾病的推拿治疗机制为研究方向，主持或参与国家自然基金项目7项、北京市自然基金及其他省部级课题5项。

肖星蕾，中医学硕士，主治医师，中医芳香疗愈师。毕业于北京中医药大学，从事儿科临床、教学多年，以《黄帝内经》为纲践行自然疗法应用，提出"芳香儿推"的概念，将中医儿科推拿与芳香疗法结合，灵活运用于临床治疗与儿童保健。对于儿童健康问题提倡以防为主，擅长调理儿童亚健康，治疗小儿消化系统疾病、呼吸系统疾病、发育迟缓等各种急慢性疾病。出版《极简按摩治百病》《极简贴敷治百病》。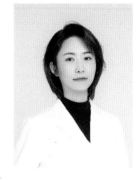

实用中医技术与疗法通常是指安全有效、成本低廉、简便易学的中医药技术。人类从出现开始，就在不断和疾病抗衡，寻找和探索战胜疾病的方法和手段。我国的中医学承载着中国古代人民同疾病作斗争的实践经验，无论是神农尝百草，还是砭石疗法、针灸罐疗，都充分体现着古代先贤在维护健康、战胜疾病过程中的不懈努力和探索精神。长沙马王堆汉墓出土的《五十二病方》记载的有敷药、药浴、熏蒸、按摩、熨、砭、灸等外治法术，以及《黄帝内经》等古代经典著作中不断发展完善的针灸、按摩、刮痧、熨贴、敷药、膏方、药酒等中医药疗法，均为后世的实用中医技术与疗法奠定了扎实的理论和实践基础。

实用中医技术与疗法是中医药学的重要组成部分，包括中医理论指导下的多种防病治病的特色手段及方法，突出中医学简便效廉的特点，以患者依从性高、疗效好的中医外治疗法或非药物疗法为主，同时包括患者易于接受、安全有效的内服中药特色剂型等，内容丰富，适宜于各级医疗机构及健康保健机构推广应用。

本套丛书定位于中医药实用技术临床应用的推广及普及，以满足相关医疗机构及中医药工作者不断提升医疗服务水平、快速拓展业务范围，以及提升业务能力的学习需求。本丛书注重实用性、专业性及可读性，编写组在前期工作中，首先进行了较深入的调研，优选出相对应用广泛、技术成熟、大众容易接受、易于推广的临床实用技术。本丛书包括《内服膏方疗法》《外用膏方疗法》《穴位贴敷疗法》《外洗湿敷疗法》《中药茶饮疗法》《耳穴诊疗法》《小儿推拿疗法》《常见疼痛的诊断与针刀治疗》《摸骨正脊术》《直肠给药疗法》。本丛书既可作为指导中医药工作者临床实践的常备书籍，也可作为业务培训老师的参考教材，有着广泛的应用范围。

本丛书由北京中医药大学东直门医院苏惠萍教授、倪磊教授组织编写及审定，各分册主编均为各专业领域具有一定影响力的专家学者。在编写过程中，为使本丛书充分体现传承与创新、理论与实践的有机结合，大家反复推敲，修改完善，力求达到应有的水平。在此衷心感谢编写组的每一位成员艰辛的努力和付出。也希望这部丛书的出版，能为中医药事业的发展及中医药技术的推广应用做出积极的贡献。

由于编写时间较为仓促，书中难免存在不足之处，我们真诚希望广大读者在使用过程中多提宝贵意见和建议，以便今后修订完善。

丛书编委会

2023 年 11 月

　　小儿推拿作为中国传统医学外治法的一种，已有数千年的应用历史，最早可以追溯到秦汉时期，《五十二病方》中记载"以匕周撍婴儿瘛所"，即为用汤匙做刮法治疗小儿惊风。东晋时期的《肘后备急方》中已有关于捏脊、指针等手法的描述及治疗小儿"卒腹痛"的记录。明清时期是小儿推拿发展最兴盛的时期，各类论述小儿推拿的专著陆续推出，小儿推拿从理论到临床防治均走向成熟。近现代时期小儿推拿进入新的发展阶段。随着现代社会的发展，人们的生活质量不断提高，健康理念不断更新，小儿推拿作为一种自然疗法，易行而有效，不需复杂的仪器，也没有特殊的场地要求，可以避免药物的肝肾毒性和副作用，深受基层医生和家长们的青睐。

　　小儿推拿在发展过程中形成了一套相对独特完善的理论体系，本书共分为三部分介绍小儿推拿的特点、操作方法及临床应用。上篇介绍小儿生理病理特点及小儿推拿注意事项。掌握小儿的生理病理特点，不仅能够指导临床治疗，对小儿保健也具有重要意义。中篇对小儿推拿的常用手法与穴位做具体阐述，小儿推拿是通过不同的手法作用于相对应的穴位，调节机体脏腑功能，补虚泻实，使异常的身体功能恢复到正常的生理状态，从而起到治疗及保健的作用。小儿推拿操作要求平稳着实，轻快柔和，常用手法包括推、运、摩、捏等，同时还有黄蜂入洞、打马过天河、按弦走搓摩等多种复式手法。此篇中所介绍的小儿推拿方法与传统应用相比，结合了另外一种自然疗法——芳香疗法，将推拿与精油的优势相结合，使治疗效果发挥至最大。下篇着重介绍在中医基础理论的指导下，小儿常见病的推拿治疗，如呼吸系统的感冒、咳嗽、咽喉肿痛、哮喘、鼻炎；消化系统的腹泻、呕吐、积滞、厌食、便秘；其他如小儿遗尿、夜啼、发育迟缓等，供基层医生和家长们临证参考。

因本书内容涉及面广，编者水平有限，书中难免有认识片面、不足之处，望广大同仁和读者提出宝贵的指导意见，以便精进。

编　者

2023年冬于北京

上篇　基础篇

一、理论知识 ………………………………………………………… 2

二、基本手法 ………………………………………………………… 5

三、基本穴位 ………………………………………………………… 12

中篇　小儿保健调养

一、健脾和胃 ………………………………………………………… 46

二、健脾保肺 ………………………………………………………… 47

三、益智保健 ………………………………………………………… 48

四、安神保健 ………………………………………………………… 49

五、眼保健 …………………………………………………………… 50

六、鼻保健 …………………………………………………………… 51

下篇　小儿常见病治疗

一、感冒 ……………………………………………………………… 54

二、发热 ……………………………………………………………… 57

三、咳嗽 ……………………………………………………………… 60

四、咽喉肿痛 ………………………………………………………… 64

五、哮喘 ……………………………………………………………… 66

六、鼻炎 …………………………………………… 68

七、腺样体肥大 …………………………………… 70

八、口疮 …………………………………………… 71

九、鹅口疮 ………………………………………… 74

十、脘腹痛 ………………………………………… 75

十一、腹胀 ………………………………………… 79

十二、呕吐 ………………………………………… 82

十三、善食易饥 …………………………………… 85

十四、积滞（消化不良）………………………… 86

十五、疳病 ………………………………………… 87

十六、厌食 ………………………………………… 89

十七、便秘 ………………………………………… 91

十八、泄泻（腹泻）……………………………… 93

十九、脱肛 ………………………………………… 96

二十、汗证（自汗盗汗）………………………… 97

二十一、遗尿 ……………………………………… 99

二十二、滞颐（流口水）………………………… 102

二十三、惊证 ……………………………………… 104

二十四、夜啼 ……………………………………… 106

二十五、五迟（发育迟缓）……………………… 108

附录：儿童常用精油及基础油介绍 …………………… 112

上篇　基础篇

一、理论知识

小儿推拿的对象包括新生儿（出生后至满28天）、婴幼儿（出生29天至3周岁）、学龄前儿童（3周岁后至6周岁）、学龄儿童（6周岁后至10岁左右）及刚进入青春期的孩子（10岁至14岁左右）。对于0至6周岁的小儿来说推拿的效果最好，10岁及以上的孩子在治疗和保健时需要加入一些成年人的手法及常用穴位，各个年龄段推拿手法和效果的区别由小儿生理和病理特点所决定。

（一）小儿生理病理特点

小儿具有脏腑娇嫩、形气未充，生机蓬勃、发育迅速的生理特点，同时又具有抵抗力差、容易发病，传变较快、易趋康复的病理特点。处于生长期的孩子身体各器官和系统发育不完全，相对较脆弱，易受外邪侵袭、受惊吓或因饮食不调而患病；同时小儿脏腑清灵，所以在疾病发展与转归的过程中，容易恢复健康。

1.脏腑娇嫩，形气未充

脏腑娇嫩、行气未充，是指小儿五脏六腑、肌肉骨骼等均处于尚未成熟的幼稚状态，各项生理功能相对于成人还未健全。《黄帝内经》中描述"婴儿者，其肉脆、血少、气弱"。也就是说小儿出生后其赖以生存的器官物质已具备但是还需进一步完善。如清代吴鞠通所说"稚阳未充，稚阴未长"，就是指小儿在物质基础和生理功能方面，均稚嫩和不完善，需随着年龄的增长不断完善、成熟。

小儿形气不足，其中尤以肺、脾、肾三脏最为突出。中医基础理论认为肺脏负责卫外，因其功能尚不强大，外邪易从表入侵肺系，故小儿感冒、咳嗽等最为常见。另外中医儿科常说"小儿脾常不足"，指脾胃运化水谷的能力较弱但小儿又处于营养需求较大的发育阶段，这种矛盾状态导致小儿容易出现呕吐、积滞、便秘、泄泻等消化系统疾病。小儿肾精未充，肾气不盛，表现为对于大小便的控制能力较弱，青春期前女孩无月事，男孩无精溢泻。

2.生机蓬勃，发育迅速

小儿不论是身体结构的发育，还是生理功能的建构都在迅速地发育完善，年龄越小发育的速度越快，这种趋势也是促进疾病恢复的动力。古人提出小儿是"纯阳"之体，描述了其生机盎然、蒸蒸日上、欣欣向荣的特点。纯阳之体并不是指儿童只有热病，因现代饮食、用药的大环境所致，当代儿童出现阳虚体质、受寒的不在少数，这些因素也会影响孩子蓬勃的生机。

3.抵抗力差，容易发病

小儿病理特点是由其生理特点决定的，因其适应外界环境、抵御外邪的能力较弱，易于感受外邪，为饮食、药物所伤，所以容易生病。《温病条辨》中指出"脏腑薄，藩篱疏，易于传变；肌肤嫩，神气怯，易于感触"。所以小儿生长发育的过程中，需要家长的精心呵护，方能减少疾病的发生。

从五脏的角度来说，肺为娇脏，不耐寒热，又主皮毛，通过口、鼻与外界相通，自然界的各种邪气常易侵犯到肺脏，容易出现感冒、喉痹、咳嗽、肺炎等疾患。脾主运化，运化水谷与水液，但是小儿饮食自我无法节制，冷暖不能自我调节，加之某些家长对于育儿喂养的知识不全面，易于损伤小儿脾胃，造成受纳、腐熟水谷及升清降浊等脾胃功能失调，故出现呕吐、厌食、积滞、泄泻、便秘等疾病。肾藏精，主生长发育与生殖，肾精的充足，决定着小儿肌肉、骨骼、脑、发、齿等发育程度。先天不足则会出现五迟（立迟、行迟、语迟、齿迟、发迟），五软（手足软、口软、头软、颈软、肌肉软）等其他疾病。另外，小儿又有"心常有余""肝常有余"的生理特点，在病理上表现为外邪一旦侵袭，容易化毒化火，肝易生风，心易生惊，出现高热、昏迷、惊风、抽搐等症状。

4.传变较快，易趋康复

小儿疾病产生后变化迅速，表现在寒热虚实的相互转化之中出现易虚、易实、易寒、易热的特点，也就是在疾病邪正交争的过程中，易见到寒证邪炽而化热、热证伤阳而转寒、寒热虚实夹杂的转变。

庆幸的是小儿自带生机蓬勃的趋势特征，表现出较强的生命力和恢复能力，生病治疗后机体康复较快。另一方面而言儿童疾病的病因相对单纯，多为外感六淫（风寒暑湿燥火为邪）、内伤乳食和惊吓，少情志变化的干扰，神气安静，少痼疾久病；同时小儿脏腑清灵，对手法和药物的反应也比较迅速，所以小儿一般疾病病程较短，易恢复健康。

掌握儿童的生理病理特点，不仅能指导临床治疗，对小儿保育也有重要意义。

（二）推拿注意事项

1.推拿时施术者手指与小儿皮肤会产生摩擦，为了保护儿童娇嫩的皮肤，常用一些介质以润滑并保护皮肤。常见的介质有爽身粉、滑石粉（见图1-2-1）、橄榄油、葱姜水等。结合芳香疗法的小儿推拿特别使用一些稀释后的植物精油（见图1-2-2）作为介质，可提高疗效，降低操作难度。

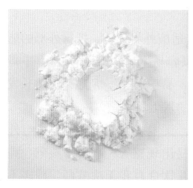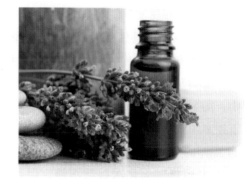

图1-2-1　　　　　　　　　　　　　　　　图1-2-2

2.推拿前施术者要注意指甲长短适宜、保持双手清洁且温暖。

3.操作时取穴要准确，手法要轻快、柔和、平稳、着实，用力均匀且速度均匀。

4.注意保护孩子的皮肤。

5.掐、拿、捏等重手法多在推拿结束时使用，以避免刺激过重引起小儿疼痛而不能继续配合推拿。

6.应根据患儿的年龄、体质、具体病情，对穴位操作时间和力度等进行增减。若病情复杂或较重，应及时就医治疗。

7.推拿尽量在小儿清醒并配合的状态下进行，不可在其过饥、过饱、哭闹、抗拒的情况下进行操作。

（三）芳香疗法与小儿推拿

与传统小儿推拿相比，本书中介绍的推拿方法结合了另外一种自然疗法——芳香疗法，中医使用芳香药物的历史可追溯到殷商时期，此后历代都有佩戴香囊辟秽消毒的习惯。目前随着现代工艺的不断发展，植物精油的问世、推广使小儿推拿的介质选择更加丰富，可针对性地选择一种或多种精油，稀释后作为介质使用，这种结合产生的推拿方式也被称为"芳香儿推"。芳香儿推保留了小儿推拿操作较为简单且易学易用的特点，同时精油本身具有的植物香气也让孩子更容易接受和配合施术者的操作，由此降低了推拿操作的难度，增强了手法效果并缩短了操作时间，将推拿的功效与芳香植物的功效叠加，起到"一加一大于二"的效果。

1.精油使用注意事项

在精油选择时一定要注意精油的品质及保质期，合格的精油才能保证使用的安全性和有效性。精油作为介质涂抹时，一定要注意用基础油按一定比例稀释，切不可将纯精油直接作为介质使用，也不可用水来稀释精油。儿童使用精油宜少量多次，每次使用量不可过多。涂抹时应避开孩子的眼睛、耳道等黏膜处。

书中在每组手法后都备注了可以选择的精油，不同的精油种类具有不同的作用，具体见书后附录。

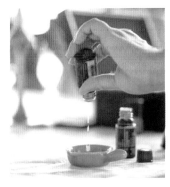
图1-2-3

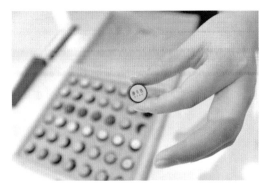
图1-2-4

2.不同年龄的精油稀释比例

不同年龄阶段的儿童皮肤薄厚程度不同，机体代谢能力也不同，因此使用精油作为介质时应按年龄进行不同比例的稀释，精油稀释常用的基础油多为山茶油、椰子油。1周岁以内的婴儿用油比例为0.5%~2%，即10ml瓶子加入1~4滴精油，剩下用基础油填满。1~5周岁的用油比例为2%~5%，即10ml瓶子加入4~10滴精油，剩下用基础油填满。6~12周岁的用油比例为5%~20%即10ml瓶子加入10~40滴精油，剩下用基础油填满。

二、基本手法

"邪气盛则实，精气夺则虚"，邪正盛衰是疾病发展过程中机体与邪气抗争所表现的一种动态的变化。小儿推拿通过不同的手法调节机体脏腑功能，补虚泻实，使之恢复到正常的生理状态。手法是治疗的手段，对疗效有直接的影响，要达到有效的标准；对于施术者的要求是做到熟练灵活、运用自如。

小儿推拿手法要达到持久有力、均匀柔和、深透、渗透的基本要求，并且要根据小儿生理特点做到轻快柔和、平稳着实，轻而不浮，重而不滞，快而不乱，柔中有刚，刚中有柔，刚柔相济，适达病所。小儿推拿因流派较多，个别手法操作尚待统一，本书选取临床最常用操作方法来进行讲解。

（一）手法补泻的原则

"虚者补之，实者泻之"是中医治疗的基本法则之一。"补"乃补正气之不足，凡是补助气血、津液等人体基本精微物质和增强人体生理活动的治疗方法，即谓之补，如补气、补血等；"泻"是泻其有余，凡是抑制邪气亢盛和祛除邪气的治疗方法，即为泻，如泻火清热、通下导滞等。小儿推拿常见的补泻方法从推拿手法的方向、速度、力度和时间上体现。

1.方向

一般来说，向心推为补，离心推为泻。如直推脾经时，由指尖向指根推为补法，反之为泻法，来回推为平补平泻，又称为清补法，例如清补胃经操作见图2-1-1。小儿推拿常用方法中只有清天河水的操作方向例外。

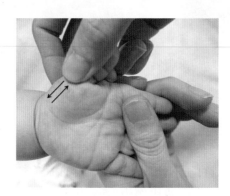

图2-1-1

另外对于摩法、揉法等画圆的操作来说，一般顺时针操作为补，逆时针操作为泻。

经络系统中各经都有气血循行的方向，肺经、心包经、心经运行方向为从胸部到手，大肠经、三焦经、小肠经运行方向为从手到头，胃经、胆经、膀胱经运行方向为从头到脚，肾经、脾经、肝经运行方向为从脚到胸腹部，任脉从胞中沿前正中线直上止于下颌，督脉从胞中沿后正中线直上止于头部。推拿时以顺经脉运行方向推为补，逆经脉运行方向为泻。

2.速度

小儿推拿操作时，频率较缓慢者为补法，频率较快者为泻法。

3.力度

推拿常以轻为补法，重为泻法。《推按精义》中提及："治实证，手法宜重；治虚证，手法宜实而轻。"所谓轻重是指力量透达的层面，临床应用手法还要根据小儿的耐受程度灵活调节力度的大小。

4.时间

一般而言补法操作时间较长，泻法时间较短。

（二）小儿推拿常用手法

1.推法

（1）直推法　以拇指、食指的桡侧或者拇指、食指、中指、无名指的掌面，在穴位上做连续单方向直线推动，本法多适用于直线状穴位，如肘臂、头面部的穴位。

（2）旋推法　以拇指指面在穴位上做顺时针或逆时针方向的旋转推动，本法多用于手、头面部穴位。

（3）分推法　以两手拇指桡侧面、掌面或拇指、食指、中指、无名指、小指罗纹面，从穴位中心向两侧分别推动，本法适用于头面、手、腹部等处线状和面状穴位。

（4）合推法　以两手拇指桡侧面、掌面或拇指、中指、食指、无名指、小指罗纹面，从穴位两侧向中心方向推动，本法适用于头面、手、腹部等处线状和面状穴位。如图2-2-1所示为分推法与合推法。

一般推法操作时间较长，在进行推法的操作时，注意要轻而不浮，重而不滞；力度、速度适中。

2.揉法

以手指指端或大小鱼际等部位吸定于相应的穴位或部位，以画圆的形式旋转揉动，本法适用于点状、面状穴位。一般揉法操作时间较长，操作时注意用力应均匀，不与皮肤进行摩擦，使力作用于皮下，力应深透。

3.拿法

用拇指与食、中指同时相对用力捏住需要操作的穴位或部位微微上提后放松复原，连续操作捏-提-松的动作，如此反复。本法多用于颈、肩、四肢等部位。操作时要有连贯性、刚柔并济，图2-2-2以拿上肢为例。

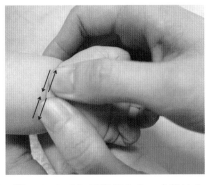
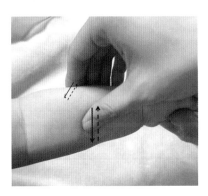

图2-2-1 （如图所示为分、合推法）　　　　图2-2-2

4.捣法

食指或中指屈曲，用掌背第一指间关节有弹性地叩击穴位，本法也可用中指指端或食指指端操作，前者力多刚劲，后者较为柔和。本法多用于四肢部，操作时注意叩击部位要准确，叩击速度、力度应均匀，下图2-2-3、2-2-4为捣小天心。

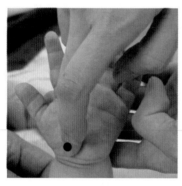 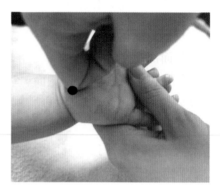

图2-2-3   图2-2-4

5.运法

用拇指桡侧面或拇指、食指、中指指端罗纹面在穴位或者一定部位上做弧形、环形运动，下图2-2-5以运水入土为例。本法适用于面状、线状穴位，操作时注意手法宜轻柔，手指在皮肤上摩擦，不带动皮下组织。

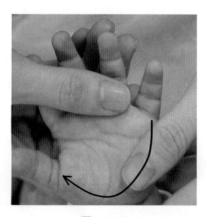

图2-2-5

6.掐法

用拇指指甲末端垂直作用于穴位上，可由轻至重持续用力，也可以轻-重-轻的方式间歇用力，本法适用于头面、四肢、手足等部位的穴位。操作时定位要准确，力达深层；时间不宜过长，避免掐破小儿皮肤。

7.按法

用拇指或掌面放于需要治疗的穴位或部位上，逐渐用力向下按压，一压一放，反复操作，本法适用于头面部、腰腹部。

8.摩法

用食指、中指、无名指、小指四指指面或者手掌掌面在一定部位上做弧形或环形运动，多适用于胸腹部面状穴位。下图2-2-6以摩腹为例，掌摩法主要用于腹部，顺时针操作可通腹，逆时针操作可涩肠。操作时多以臂带肘、手，在皮肤上环旋画圆；用力宜轻不宜重，以不带动皮下组织为准。

9.振法

用手掌或食、中指指端置于治疗穴位或部位上，做连续、快速、上下的颤动，掌振法适用于腰腹部等面状穴位，指震法适用于点状穴位。操作时注意施术部位紧贴皮肤；振动频率要快，不可变为左右的晃动。

10.捏挤法

双手拇、食指置于需治疗的穴位或部位上，四指同时向中间用力，捏、松交替操作，以局部皮肤红紫为度。本法适用于肩颈、腰背以及胸腹部的穴位，下图2-2-7为捏挤天突。

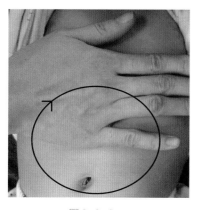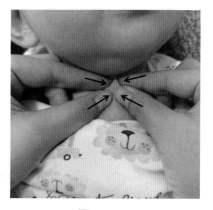

图2-2-6   图2-2-7

11.捏脊法

（1）二指捏法　本法应用于背部督脉及膀胱经，操作时拇指在前，食指桡侧在后，两指相对用力捏起些许皮肤，边捻动边左右交替前进，见图2-2-8。

（2）三指捏法　本法应用于背部督脉及膀胱经，操作时食指、中指屈曲在前，拇指在后，以三指指端罗纹面相对用力捏起皮肤，边捻动边交替前进，见图2-2-9。

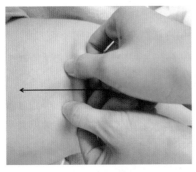 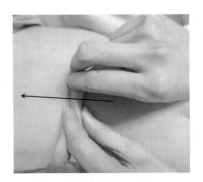

图2-2-8   图2-2-9

操作时注意沿着脊柱直线，不要歪斜。

（三）小儿推拿复式手法

小儿推拿复式手法指具有固定姿势和步骤，具有特定名称及主治功效的一类手法，始创于明代，由于操作运用多个手法或多个穴位，故称为复式手法。

1. 黄蜂入洞

操作：施术者食、中二指分开紧贴小儿鼻翼内侧下缘，环旋揉动，见图2-2-10。

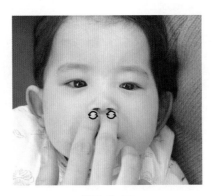

图2-2-10

功效：宣通鼻窍，发汗解表。

主治：感冒、鼻塞、流涕、发热无汗等。

2. 运水入土与运土入水

运水入土：施术者拇指从小儿小指指根沿着小鱼际、掌根，经小天心、大鱼际运至大指指根，见图2-2-11。

功效：健脾而助运，润燥而通大便。

主治：脾胃虚弱而完谷不化，腹泻、痢疾、疳积、便秘等。

运土入水：施术者拇指从小儿大指指根沿着大鱼际、掌根，经小天心、小鱼际运至小指指根，见图2-2-12。

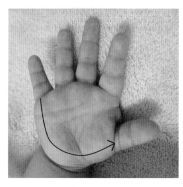

图2-2-11　　　　　　　　　图2-2-12

功效：清脾胃湿热，利尿止泻。

主治：常用于新证、实证，因湿热内蕴而见小腹胀满、小便短赤、泄泻、痢疾等。

3.水底捞明月

操作：将凉水滴入小儿掌心，施术者在小儿掌心做旋推，边推边吹凉气。或用拇指自小儿小指尖，经小指掌面及指根、小鱼际、小天心推至内劳宫。

功效：清热凉血，宁心除烦。

主治：高热、大热，烦躁、神昏、谵语等，属于邪入营血的各类高热实证尤为适宜。

4.打马过天河

操作：施术者先运内劳宫数遍，然后以一手拇指按于内劳宫，用另一手食、中二指沿天河水自下向上拍打至肘部。

功效：清热除烦，通经活络。

主治：高热、昏迷、麻木等。

5.按弦走搓摩

操作：小儿双臂上举交叉放在肩或头上，施术者站于小儿身后或身前，用两掌在小儿两胁肋部，从上至下搓摩，见图2-2-13。

功效：导滞，行气，理气化痰消滞。

主治：胸闷气喘、咳嗽、痰喘积滞、气促不消、腹胀闷等。

6.开璇玑

操作：先从璇玑穴沿每个肋间隙（由上至下止于膻中穴，左右各4条）自上而下从胸骨缘向两侧分推至腋中线，每个肋间隙推3~5次，称推胸八道。继而揉膻中穴，再从胸骨柄推至鸠尾（胸剑结合部下1寸），本方向有降逆的作用，若临床需要催吐或向上提升则反之从鸠尾推至胸骨上。再从鸠尾推至脐20次；接着分推腹阴阳50~60次，或从脐向两侧分推，或摩腹100~200次，最后由脐直推至小腹100次，上述操作合称开璇玑。

功效：宣通气机，降逆止呕止咳，健胃消食。

主治：胸闷咳嗽、恶心呕吐、食积、胀气等。

7.工字搓背

操作：施术者用掌根或大小鱼际在脊背做快速来回工字型往返摩擦，擦热脊柱，以热透为度。操作时先沿肺俞①一线，横擦100次；再沿肾俞②一线，横擦100次；最后沿督脉③一线，上下擦100次，见图2-2-14。

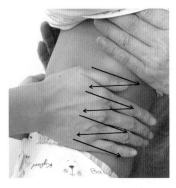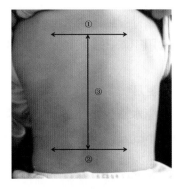

图2-2-13　　　　　　　　　　图2-2-14

功效：宣通阳气，补肺肾气，增强体质。

主治：咳嗽、哮喘、尿频、遗尿、小儿发育迟缓、四肢冰凉等。

三、基本穴位

小儿推拿常用的穴位包括经络腧穴系统中的腧穴，也包括小儿推拿的特定穴位。部分穴位的命名存在重叠，如经络腧穴系统中有阳池穴，小儿推拿的特定穴中也有阳池。前者是手少阳三焦经经穴，位于腕后区腕背侧远端横纹上，指伸肌腱的尺侧缘凹陷中；后者为掌后横纹尽头近拇指侧。以下为了有助区别，属于经络系统中的腧穴，均加以说明。

（一）上肢

1.脾经

定位：拇指末节桡侧缘。

手法：将小儿拇指屈曲，向指根方向推为补脾经；拇指伸直，向指尖方向离心直推为泻脾经，又称清脾经；来回推为平补平泻，称为清补脾经，下图所示为清补脾经，见图3-1-1。

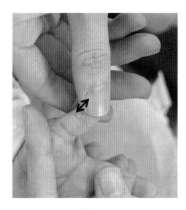

图3-1-1

功用：脾为后天之本，补脾经可补虚扶弱，补血生肌，健脾胃，助消化，化痰涎，止泻；清补脾经可清利湿热，消食化积，除痹痛；清脾经可泻脾热，泻火，除烦止咳喘。临床上以补脾经为主，清脾经少用，如实证或热证常用清补脾经代替清脾经。

临床应用：小儿体虚、面黄肌瘦、精神萎靡、肌软无力、厌食、积滞、呕吐、泄泻、便秘、痰饮咳喘等。

2.肝经

定位：食指末节罗纹面。

手法：由食指指根方向推向指尖方向，为清肝经（在食指末节罗纹面处稍向下压），又称平肝经、平肝，来回推为平补平泻，称为清补肝经。本穴一般不采取补法，肝虚者用补肾经的方法代替补肝经，即滋水涵木补以养肝。如图3-1-2为清补肝经。

功用：开郁除烦，平肝泻火。

临床应用：惊风、夜啼、口苦咽干、目赤、头晕目眩、烦躁不安、斑疹不透等。

3.心经

定位：中指末节罗纹面。

手法：方向由中指指根方向推向指尖（在中指末节罗纹面处稍向下压），为清心经；反之由指尖推向指根为补心经，来回推为平补平泻、清补心经。本穴宜清不宜补或者采用补后加清的方法，如图所示3-1-3为清补心经。

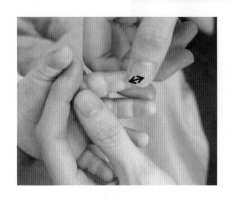
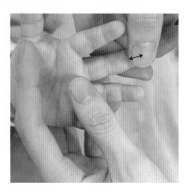

图3-1-2　　　　　　　　　　　　　　　图3-1-3

功用：清心除烦，补益心血，养心安神。

临床应用：口舌生疮、小便短赤、五心烦热、惊惕不安、心血不足、汗出无神等。

4.肺经

定位：无名指末节罗纹面。

手法：自无名指指根推至末节（在无名指末节罗纹面处稍向下压），为清肺经；反之由指尖推向指根，为补肺经，来回推为平补平泻、清补肺经。肺非极虚不宜补法，补则呼吸满闷，可用补脾经代之，即培土生金之意。如图所示3-1-4为清补肺经。

功用：清肺经可清泻肺热，止咳化痰，利咽通便；补肺经可补益肺气。

临床应用：感冒、咳嗽、气喘痰鸣、鼻塞、便秘、自汗、盗汗、脱肛、遗尿等。

5. 肾经

定位：小指末节罗纹面。

手法：自小指掌面指端推至末节，为补肾经，来回推为平补平泻、清补肾经。因流派不同，本穴推法不一，多数向心为补，少数反之。本穴主要用补法，少用或不用清法，若需清肾火多用清小肠代之。如图所示 3-1-5 为清补肾经。

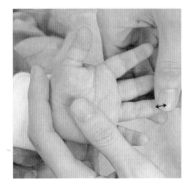

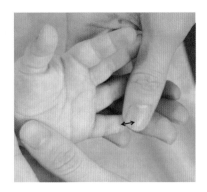

图 3-1-4   图 3-1-5

功用：补肾益脑，益气助神，温固下元，纳气定喘，止虚火，强筋壮骨。

临床应用：先天不足、久病体虚、肾虚久泻、遗尿、尿频、虚喘、五迟五软、惊风、癫痫、脑瘫后遗症等。

6. 肾顶

定位：位于小指顶端处。

手法：用中指或者拇指端在小指顶端按揉，为揉肾顶，见图 3-1-6。

功用：收敛元气，固表止汗。

临床应用：本穴为止汗要穴，用于治疗自汗、盗汗、汗出不止。

7. 胃经

定位：位于大鱼际外缘，第一掌骨赤白肉迹处。

手法：自第一掌骨手腕侧推向大指根部为清胃经；反之为补胃经；来回推，为清补胃经。因胃主通降，以降为和，故临床多用清胃经的手法，补胃经少用，常用清补胃经代之，见图 3-1-7。

功用：清胃经可清中焦湿热，和胃降逆，泻胃火，除烦止渴；清补胃经可健脾胃，助运化。

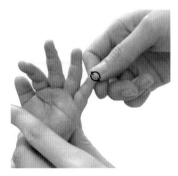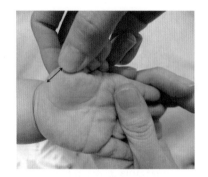

| 图 3-1-6 | 图 3-1-7 |

临床应用：恶心呕吐、食欲不振、烦渴易饥、积滞、口臭、腹痛腹胀、便秘、呕吐、衄血等。

8. 大肠

定位：位于食指桡侧缘，自指尖到虎口成一直线。

手法：自食指根部向指尖方向推为清法，反之为补法。来回推为清法，即平补平泻，见图 3-1-8。

功用：补大肠可固肠涩便；泻大肠可清肠腑湿热；清大肠可和气血，消食导滞。

临床应用：用于治疗腹泻、便秘、痢疾、脱肛等。

9. 小肠

定位：位于小指尺侧，自指尖到指根成一直线。

手法：自小指尺侧指根推向小指末端，为清小肠，又称为利小肠；本穴一般不用补法；来回推为平补平泻，见图 3-1-9。

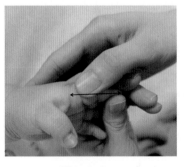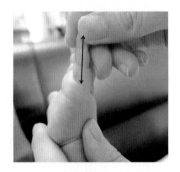

| 图 3-1-8 | 图 3-1-9 |

功用：分别清浊、利尿。

临床应用：用于治疗小便短赤、小便不利、水样泄泻等。

10. 四缝穴

定位：在手指掌面，第2至5指第一指间关节横纹中央。

手法：用拇指端或指甲逐个进行掐揉，为掐揉四缝，见图3-1-10；也可以酒精消毒后三棱针浅刺挤出少量黄白色透明液体或出血，为点刺四缝（针刺时注意避开小静脉，针刺后注意卫生，防止感染）。

功用：消积、消胀散结。

临床应用：用于治疗疳积、腹胀、百日咳等。

11. 四横纹

定位：位于手掌面，食、中、无名和小指四指掌指关节交界横纹处。

手法：拇指在4个横纹处来回推，称为推四横纹，见图3-1-11；用右手拇指桡侧逐个上下（来回）推之，称为清四横纹。

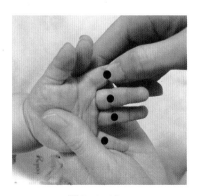
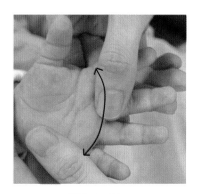

图3-1-10　　　　　　　　　　图3-1-11

功用：调中行气，消积消胀，清脏腑热，散瘀结，通调上下焦，顺气化痰。

临床应用：厌食、积滞、腹胀、腹痛、疳积、气血不和、咳嗽、气喘、口唇破裂、口舌生疮等。

12. 掌小横纹

定位：位于小指根横纹下，掌横纹上稍高起部。

手法：揉法，见图3-1-12。

功用：清热散结，宣肺止咳化痰，消肺部炎症，并有一定疏肝郁的作用。

临床应用：通过宣肃肺气，清心、肺之火，用于治疗咳嗽、气喘、肺炎、痰壅喘咳，积滞、口疮等。

13. 板门

定位：位于手掌大鱼际平面。

手法：拇指或食指指端揉之，称为揉板门，见图3-1-13；以拇指从小儿拇指根至腕横纹处来回推称为清板门。

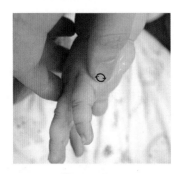 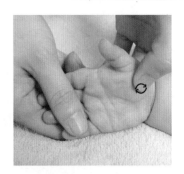

图3-1-12　　　　　　　　　　　图3-1-13

功用：升清降浊，健脾和胃，消食化积；清热凉膈，止血除烦。

临床应用：常用于治疗积滞、嗳气、口臭、腹胀、食欲不振等。推板门从掌根横纹推向指根横纹处，离心推，有催吐的作用；反之，有止吐的作用。

14. 内劳宫

定位：位于手掌面，小儿四指屈曲时中指、无名指之间所对的位置。

手法：用拇指指掐揉之，称掐揉内劳宫；用拇指端做运法，称运内劳宫，见图3-1-14。

功用：泻心火，除烦躁，息风凉血。

临床应用：一切实热证皆可用，如烦躁、高热、口渴、惊抽、口疮、小便短赤等。可在内劳宫处滴1~2滴清水，再运内劳宫，清热作用更强。

15. 小天心

定位：在手掌面掌根大、小鱼际交接之凹陷中。

手法：以拇指或中指端揉之，称揉小天心；以拇指甲掐之，称掐小天心；以食、中指指端或屈曲的指间关节捣，称为捣小天心，见图3-1-15。

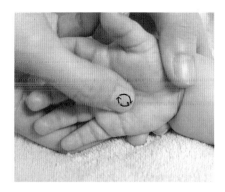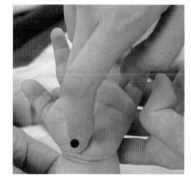

图3-1-14   图3-1-15

功用：通窍活络，安神镇惊，清热，利尿，明目。

临床应用：用于治疗发热，烦躁不安，惊风，目疾等。揉小天心治疗目赤肿痛，口舌生疮，小便短赤；掐、捣小天心可治疗惊风抽搐，夜啼，斜视（治疗小儿眼睛向上、下、左、右翻或者向两边斜时，捣小天心的方向与斜视的方向相反）。

16. 内八卦

定位：位于掌面，以内劳宫为圆心，内劳宫到中指指根距离的2/3为半径画圆，此圆为内八卦。

手法：用拇指桡侧或罗纹面推运，也可用食、中指罗纹面推运。运法中有顺逆之分，以小儿左手为例，顺时针方向为顺运，为补法，有提升作用，见图3-1-16。八卦中离位（中指指根下方圆所过部分）属心，不宜强刺激，恐妄动心火。故运法至离位时，用力宜轻或用左手大拇指遮挡于离位，见图3-1-17；逆时针方向操作为逆运，为泻法，使气下降。

功用：宽胸利膈，开郁降气，开胸化痰止咳，降逆平喘，消痞化积；平衡阴阳。

临床应用：用于治疗咳喘、胸闷、恶心、呕吐、积滞、泄泻、腹胀、食欲不振、惊悸不安等。顺运内八卦，性平和，可促气上逆，能促使呕吐；逆运内八卦可降逆平喘、利气利膈，用于止呕、止咳化痰，以及治疗腹胀、腹痛等消化系统疾病。

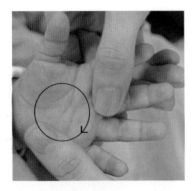

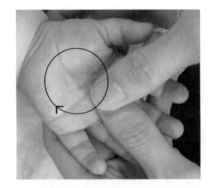

图3-1-16   图3-1-17

17. 总筋

定位：位于手腕，掌侧横纹中点处。

手法：揉法，掐法，见图3-1-18。

功用：清心热、止痉，通调周身气机。

临床应用：揉总筋多与清天河水、清心经配合，治疗口舌生疮，潮热，夜啼等实热证。掐法可用于治疗惊风抽搐。

18. 阴池、阳池

定位：位于掌后横纹尽头处，桡侧（拇指侧）为阳池，尺侧（小指侧）为阴池，两者合称手阴阳。

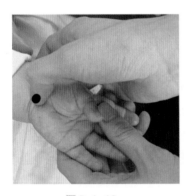

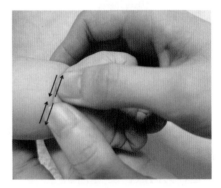

图3-1-18   图3-1-19

（1）分推手阴阳

手法：患儿手心朝上，医者双手握住小儿手腕，用两拇指从中间处向两侧分推，见图3-1-19。

功用：分利气血，平衡阴阳，调和脏腑。

临床应用：用于治疗往来寒热，腹泻，呕吐，积滞，烦躁不安，身热不退，痰涎壅盛，惊风抽搐等。

（2）合推手阴阳

手法：患儿手心朝上，医者双手握住小儿手腕，用两拇指从两侧处向中间合推，见图3-1-19。

功用：理气血，行痰散结。

临床应用：用于治疗痰涎壅盛、胸闷气喘等。

19. 五指节

定位：位于手掌背面，五指的第1指间关节窝纹上。

手法：掐后揉之，掐法见图3-1-20。

功用：安神镇惊，祛风止咳。

临床应用：用于治疗昏迷不醒、烦躁不安、伤风感冒、风寒咳嗽等。

20. 液门

定位：手少阳三焦经经穴，位于手背，第4、5指间，指蹼缘上方赤白肉迹凹陷中。

手法：揉法，掐法，见图3-1-21。

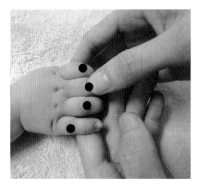
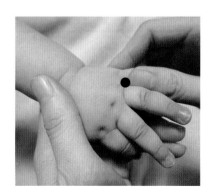

图3-1-20　　　　　　　　　　图3-1-21

临床应用：头痛，咽喉肿痛，寒厥，目赤，鼻塞，耳鸣等。

21. 二人上马（简称：二马）

定位：位于手掌背面，第4、5掌骨小头后凹陷中。

手法：揉法，掐法。小儿掌心向下，施术者左手食中指放于掌面侧二马穴下，右手用拇指揉或掐，见图3-1-22。

功用：补肾潜阳，引火归元，大补元气，利尿通淋。

临床应用：淋证、小便不利、痰湿、呓语、先天不足等；对于气管炎的干湿性啰音常配合掐揉掌小横纹。

22. 二扇门

定位：位于手背，点状穴位，其一位于第2、3掌指关节近端凹陷中，其二位于第3、4掌指关节近端凹陷处。

手法：用双手拇指指甲掐，为掐二扇门；拇指偏锋按揉，为揉二扇门，见图3-1-23。

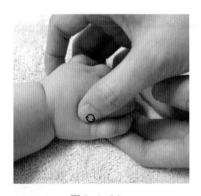 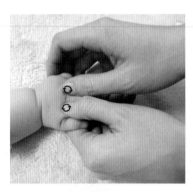

图3-1-22　　　　　　　　　　　图3-1-23

功用：发汗透表，退热平喘。

临床应用：伤风感冒，惊风抽搐，身热无汗等。

二扇门与乙窝风两穴为透表发汗的要穴，但两穴发汗力度不一；揉二扇门汗出量更多，多用于体质强壮、实热、新病、高热的小儿；揉乙窝风出汗为微汗，故汗出感觉到手稍有黏腻感即收，表示表已解，故损津不多，如发热在38℃左右时或是久病或体虚，还是选用乙窝风较为适宜。

23. 外劳宫

定位：位于手掌背正中与内劳宫相对处。

手法：掐法或者揉法，见图3-1-24。

功用：温阳散寒，温固下元，升阳举陷。本穴为补元阳的主穴，对一切寒证均有一定的疗效。

临床应用：风寒感冒，腹胀腹痛，完谷不化，肠鸣作泻（寒泻），大便色青绿或黏、色白，脱肛，遗尿，疝气等。

24. 乙窝风

定位：位于手背，腕横纹正中凹陷中。

手法：揉法，见图3-1-25。

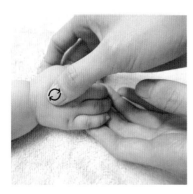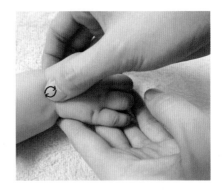

图3-1-24	图3-1-25

功用：发散风寒，宣通表里，温中行气，通利关节，止痹痛、腹痛。

临床应用：治疗伤风感冒，腹痛，痹痛等。常用于受寒、食积等原因引起的腹痛，多与拿肚角、推上三关、揉中脘等合用；还可用于寒凝经脉引起的痹痛，感冒风寒等。

25. 合谷

定位：手阳明大肠经经穴，位于手背，第二掌骨桡侧中点处。

手法：掐法，揉法，见图3-1-26。

功用：通郁散结，降胃气，清利咽喉。

临床应用：用于治疗咽喉肿痛，牙痛，胃气上逆、恶心、呕吐，腹胀等。

26. 少商

定位：手太阴肺经经穴，位于手掌背面，拇指末节桡侧，指甲根旁0.1寸。

手法：点刺出血或掐后揉之，见图3-1-27。

功用：通窍散结热。

临床应用：用于治疗咽喉疼痛、喉痹、惊厥、高热等。

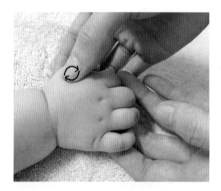
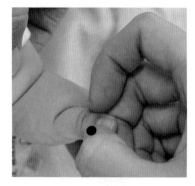

图 3-1-26   图 3-1-27

27. 膊阳池

定位：位于前臂，尺骨与桡骨之间，腕背横纹上3寸。

手法：掐法，揉法，见图3-1-28。

功用：降逆清脑，止头痛，引上焦热下行，治风痰。

临床应用：用于治疗高血压引起的头痛、头晕，大便秘结（为治疗便秘要穴），惊风、癫痫。

28. 列缺

定位：（1）在掌根连腕处两侧之凹陷内，为推拿位置。

（2）手太阴肺经经穴，小儿两手在虎口交叉，一手在上，食指尖的位置即列缺穴，为掐、针刺的部位。

手法：用拇指、食、中指在两侧穴位处用力卡拿之，为拿列缺；也可用揉法、掐法。

功用：发散风寒，发汗解表，通窍醒神，清脑降逆，引上焦热下行。

临床应用：用于治疗感冒、高热无汗、惊风、头痛、牙痛等。

29. 三关

定位：位于前臂桡侧，从腕横纹至肘横纹，阳池至曲池成一直线。

手法：直推法。施术者用食、中二指由腕推至肘，称推上三关，见图3-1-29。

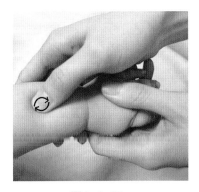
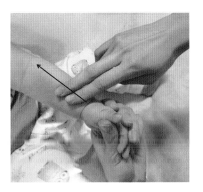

图 3-1-28   图 3-1-29

功用：助气活血，通阳，培补元气，温阳散寒，熏蒸取汗。

临床应用：风寒感冒、虚寒泄泻、消瘦、面色无华、疳积、下元虚寒等（一切虚寒病症）。

30. 天河水

定位：位于前臂掌侧正中，从腕横纹至肘横纹，总筋至洪池成一直线。

手法：用食中两指指面自腕推至肘为清天河水，见图 3-1-30；本穴也可采用复式手法打马过天河。

功用：清热除烦，利小便，安神镇惊，止抽搐。

临床应用：适用于一切热证，尤以心经热为主，如内热、潮热，烦躁不安、夜卧不宁，惊风，口渴，口舌生疮，伸舌弄舌，小便短赤，惊风等。本穴性平和，清热而不伤阴。

31. 六腑

定位：位于前臂尺侧，从肘尖至阴池成一直线。

手法：直推法。施术者用拇指桡侧或食、中二指离心方向推，称为退六腑，见图 3-1-31。

功效：清热凉血，活血化瘀。

临床应用：适用于实热证，如高热、惊厥、口舌生疮、咽喉肿痛、小便尿赤、便秘等。三关与六腑是大凉大热之穴，为防止损伤正气或寒热错杂之证，须两穴配用，调和脏腑平衡阴阳，可以通过调节三关与六腑的次数比来调节寒热补泻；身体素虚、病后未愈者不可单用六腑。

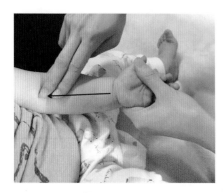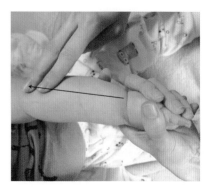

图 3-1-30   图 3-1-31

32. 曲池

定位：手阳明大肠经经穴，位于肘部，屈肘90°，肘横纹外侧端外凹陷中。

手法：点刺或掐法，见图3-1-32。

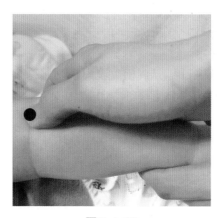

图 3-1-32

功用：通瘀散结，活血止痛。

临床应用：用于治疗上肢麻木、疼痛、中暑、昏迷等。

（二）头面颈项

33. 百会

定位：督脉经穴，位于头顶正中线，两耳尖连线中点处。

手法：按，揉，见图3-2-1。

功用：升阳举陷，温肾固脱。

临床应用：用于治疗头痛、脱肛、惊痫等。百会为诸阳之会，按之能升提阳气，治疗脾虚泄泻、遗尿、脱肛。

34. 囟门

定位：位于头顶正中线，百会前3寸。

手法：按、揉。

功用：升阳举陷，安神镇静。

临床应用：头痛、惊吓、惊风等。

35. 天门

定位：位于前额部，两眉头连线中点至前发际成一直线。

手法：用两拇指从眉头中点起交替向前发际直推，称之为开天门，见图3-2-2。

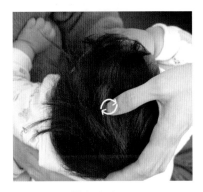
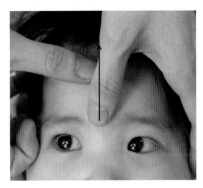

图3-2-1　　　　　　　　　　　　　图3-2-2

功用：发汗解表，醒神明目。

临床应用：用于治疗头痛，感冒无汗，精神不振，鼻塞等。开天门与推坎宫、运太阳、揉耳后高骨常作为推拿治疗感冒的起式手法。

36. 坎宫

定位：位于眉部，自眉头起沿眉向眉梢成一直线。

手法：用双手拇指自两眉头分别向两眉梢分推，见图3-2-3。

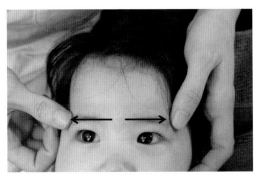

图3-2-3

功用：疏风清热，醒神开窍。

临床应用：用于治疗外感、发热、头痛、头晕、目赤等。

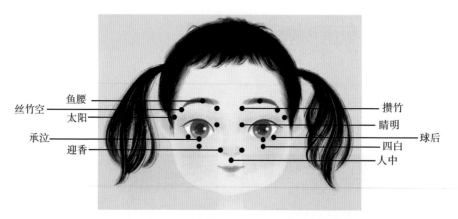

图3-2-4

37. 攒竹

定位：足太阳膀胱经经穴，位于面部，眉内侧边缘眶上凹陷中，见图3-2-4。

手法：掐法或点按。

功用：清脑明目，止头痛。

临床应用：用于治疗头痛、头晕，并可用于眼保健等。

38. 鱼腰

定位：属于经外奇穴，位于面部，眶上眉毛中点处，见图3-2-4。

手法：掐法或点按。

功用：清脑明目，止头痛。

临床应用：用于治疗头痛、头晕，并可用于眼保健等。

39. 丝竹空

定位：手少阳三焦经经穴，位于面部，眶上眉梢凹陷中，见图3-2-4。

手法：掐法或点按。

功用：清脑明目，止头痛。

临床应用：用于治疗头痛、头晕，并可用于眼保健等。

40. 睛明

定位：足太阳膀胱经经穴，位于面部，目内眦角稍上方凹陷处，见图3-2-4。

手法：掐法或点按。

功用：泄热明目，疏风通络。

临床应用：用于治疗视物不明、目赤肿痛、夜盲，并可用于眼保健等。

41. 太阳

定位：经外奇穴，眉梢与目外眦连线中点向后1寸，见图3-2-4。

手法：用两拇指推运或揉。

功用：祛风散寒，开窍醒神。

临床应用：用于治疗外感发热、头痛、惊风、目痛等。

42. 四白

定位：足阳明胃经经穴，位于面部，瞳孔直下，眶下孔凹陷处，见图3-2-4。

手法：掐法或点按。

功用：祛风明目。

临床应用：用于治疗目赤、面痛、头晕、目眩症，同时常用于眼保健。

43. 承泣

定位：足阳明胃经经穴，位于面部，瞳孔直下，眼球与眶下缘之间，见图3-2-4。

手法：掐法或点按。

功用：疏风清热，明目止泪。

临床应用：用于治疗目赤，视物不清，夜盲等目疾，同时常用于眼保健。

44. 球后

定位：经外奇穴，位于面部，眶下缘外1/4与内3/4的交界处，见图3-2-4。

手法：掐法或点按。

功用：清热明目。

临床应用：用于治疗各种目疾，并可用于眼保健等。

45. 迎香

定位：手阳明大肠经经穴，位于面部，鼻翼外缘中点旁开，当鼻唇沟中，见图3-2-4。

手法：掐法或点按、揉。

功用：疏散风热，通利鼻窍。

临床应用：用于治疗鼻塞、鼻渊、鼻闻不香、口㖞，并可用于鼻部保健等。

46. 水沟

定位：本穴又称人中，督脉经穴，位于面部，鼻唇沟上1/3与下2/3的交界处，见图3-2-4。

手法：掐法。

功用：开窍醒神。

临床应用：用于治疗癫痫、惊厥、抽搐等、多用于急救，本法刺激量大，一般掐3~5次即可。

47. 耳后高骨

定位：耳后乳突后缘与发际线交接处凹陷中。

手法：用双手拇指或中指罗纹面揉，见图3-2-5。

功用：清热息风，镇静安神。

临床应用：用于治疗感冒、头痛、惊风、烦躁不安、抽动秽语综合征等。

48. 风池

定位：足少阳胆经经穴，在颈后区枕骨下，胸锁乳突肌和斜方肌上端之间的凹陷中。

手法：拇、食二指按揉或者以二指对拿风池。

功用：发汗解表，祛风明目、止头痛。

临床应用：用于治疗感冒、头痛、目赤、鼻塞、鼻渊、颈项强痛等。

49. 风府

定位：督脉经穴，位于颈后区，当发际线正中直上1寸，枕外隆突直下，两侧斜方肌之间凹陷中。

手法：横擦或指揉，见图3-2-6。

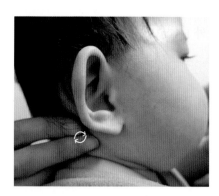
图3-2-5

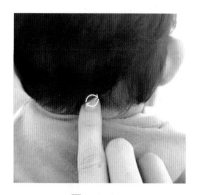
图3-2-6

功用：清热散风，通关开窍。

临床应用：用于治疗感冒、头痛、眩晕、咽喉肿痛、颈项强直等。

50. 天柱骨

定位：位于颈后部，后发际正中至大椎成一直线。

手法：用拇指或食、中指从上向下直推，称为推天柱骨，见图3-2-7；或用食指桡侧蘸水向下刮，至皮下刮出红紫痧为度。

功用：降逆止呕，清热止痛。

临床应用：项强、发热、呕吐、惊风等。

51. 桥弓

定位：位于颈两侧，沿胸锁乳突肌成一直线。

手法：用拇指或食中指揉；用食、中、无名指摩或用拇、食两指提拿。

功用：舒筋活血，通经活络，软坚化瘀。

临床应用：用于治疗斜颈、项强。

（三）胸腹

52. 天突

定位：任脉经穴，位于前胸，胸骨上窝凹陷中。

手法：按揉法，见图3-3-1；捏挤法，捏挤至皮下红紫为度。

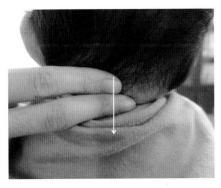 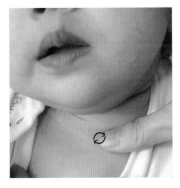

图3-2-7　　　　　　　　　　　　图3-3-1

功用：理气化痰，降逆止咳。

临床应用：用于治疗喘咳胸闷、咽喉肿痛、恶心呕吐等。用中指向下用力点3~5次，称为勾天突，能催吐、催痰。

53. 缺盆

定位：足阳明胃经经穴，位于颈外侧区，锁骨上大窝，锁骨上缘凹陷中，前正中线旁开4寸。

手法：按揉，见图3-3-2；用拇指与四指对拿，称为拿缺盆。

功用：宣肺调气，清热散结。

临床应用：用于治疗感冒、咳嗽、气喘、颈肿、瘰疬等。

54. 璇玑

定位：任脉经穴，位于胸部，前正中线上，胸骨上窝中央（天突穴）下1寸。

手法：按、揉或分推。

功用：宽胸利肺、止咳平喘。

临床应用：胸胁满痛、咳喘、咽喉肿痛等。

55. 膻中

定位：任脉经穴，位于胸骨前正中线上，横平第4肋间隙，两乳之间连线中点。

手法：揉法，见图3-3-3。推法可从天突直推，经膻中直至鸠尾，也可从膻中向两侧分推。

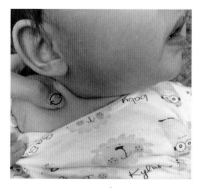 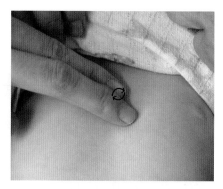

图3-3-2　　　　　　　　　　　　　　　　图3-3-3

功用：宽胸理气，宣肺止咳。

临床应用：用于治疗胸闷气喘，呃逆嗳气，恶心呕吐等。

56. 胁肋

定位：从腋下两胁至天枢处的区域。

手法：用两掌在小儿两胁肋部从上至下搓摩至天枢穴，又称按弦走搓摩。

功用：宽胸理气。

临床应用：胸闷、胁痛、痰喘气急、积食、食欲不振等。

57. 中脘

定位：任脉经穴，位于腹部，前正中线上，脐上4寸或剑突与脐连线的中点处。

手法：揉法，摩法，见图3-3-4。

功用：健脾和胃，消食化积。

临床应用：用于治疗胃痛、腹胀、积滞、厌食、泄泻、呕吐、嗳气等。

58. 腹

定位：全腹部。

手法：用掌或者四指摩腹部，称为摩腹。自腹中线剑突游离端沿两侧肋骨分推，称为分推腹阴阳。

功用：降逆止呕、健脾、消食化积、安神助眠。

临床应用：分推腹阴阳有降气、理气之功，用于治疗胃气上逆导致的恶心、呕吐、腹胀等。摩腹补法可健脾止泻；泻法可消食、通便，用于治疗腹胀，腹痛，厌食，消化不良，便秘等；顺时针、逆时针交替为平补平泻，多用于保健手法。

59. 神阙

定位：任脉经穴，位于腹部，脐窝中央。

手法：用拇指在脐周旁约0.5寸处的四周掐或捏挤。掌摩或指摩。

功用：散结消瘀，消食导滞。

临床应用：用于治疗腹痛、腹胀、腹泻等。神阙是治疗腹痛的要穴，可治疗由寒、实、虫、积等导致的腹痛。

60. 天枢

定位：足阳明胃经经穴，位于腹部，平脐，前正中线旁开2寸。

手法：按揉法，见图3-3-5。

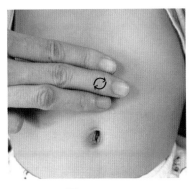
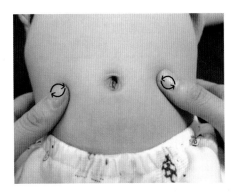

图3-3-4　　　　　　　　　　　　　图3-3-5

功用：消食化积，理气导滞。

临床应用：天枢为大肠的募穴，可双向调节大肠功能，用于治疗呕吐、腹泻、腹胀、大便秘结等。

61. 肚角

定位：位于下腹部，脐下2寸，旁开2寸。

手法：用拇、食指或拇、食、中指做拿法，称为拿肚角，见图3-3-6；用拇指或中指端按称为按肚角。

功用：止腹痛，健脾和胃，理气消食。

临床应用：肚角为治疗腹痛的要穴，尤其是寒痛、伤食痛，本穴还可治疗腹泻、痢疾等。拿肚角刺激量较大，为防止患儿哭闹多在最后使用。

62. 气海

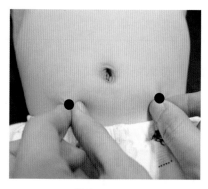

图3-3-6

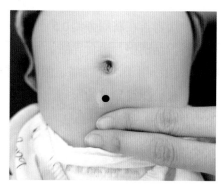

图3-3-7

定位：任脉经穴，位于下腹部，脐下1.5寸，前正中线上，见图3-3-7。

手法：按揉法或横擦。

功用：引痰下行，补元气。

临床应用：本穴多用于降痰，治疗痰涎壅盛、小儿咳喘、痰鸣等。

63. 关元

定位：任脉经穴，位于下腹部，脐下3寸，前正中线上。

手法：横擦，按揉法，见图3-3-8。

功用：培肾固本。

临床应用：用于治疗泌尿系统疾病，治疗遗尿、尿频、淋证等。

（四）腰背

64. 大椎

定位：督脉经穴，位于颈后，第7颈椎棘突下凹陷中。

手法：抨挤，以局部出现瘀斑为度；按揉法，见图3-4-1；横擦。

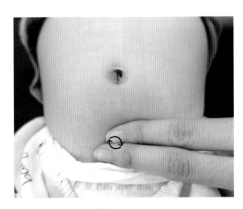
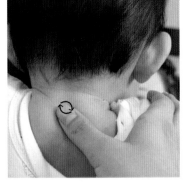

图3-3-8　　　　　　　　　　　　　图3-4-1

功用：疏风解表，通络止痛，清热。

临床应用：用于治疗感冒、发热、咳嗽、项强等。

65. 肩井

定位：足少阳胆经经穴，位于肩部，肩峰与大椎连线的中点处。

手法：拿法，按揉法。

功用：解表发汗，通窍行气。

临床应用：与其他具有解表作用的穴位配合，用于治疗感冒、肩臂疼痛、颈项强直。

66. 风门

定位：足太阳膀胱经经穴，位于脊柱区，第2胸椎棘突下，后正中线旁开1.5寸，见图3-4-2。

手法：揉法。

功用：解表通络。

临床应用：用于治疗感冒、咳嗽、气喘、鼻塞等。

67. 肺俞

定位：足太阳膀胱经经穴，位于脊柱区，第3胸椎棘突下，后正中线旁开1.5

寸，见图3-4-2。

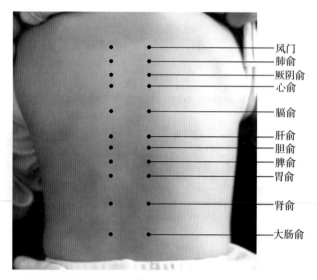

图3-4-2

手法：按揉；横擦肺俞；用双手拇指或者食、中二指从肩胛骨内上缘向下分推为分推肺俞或分推肩胛骨。

功用：益气补肺，止咳化痰。

临床应用：双向调节肺功能，用于呼吸系统保健或治疗呼吸系统疾患，如感冒、咳喘、胸闷等。

68. 厥阴俞

定位：足太阳膀胱经经穴，位于脊柱区，第4胸椎棘突下，后正中线旁开1.5寸，见图3-4-2。

手法：揉法。

功用：宽胸理气。

临床应用：心烦、失眠、咳嗽、胸闷等。

69. 心俞

定位：足太阳膀胱经经穴，位于脊柱区，第5胸椎棘突下，后正中线旁开1.5寸，见图3-4-2。

手法：揉法。

功用：宁心安神，通调气血。

临床应用：心烦、失眠、癫狂痫等神志病，胸闷、咳嗽等。

70. 膈俞

定位：足太阳膀胱经经穴，位于脊柱区，第7胸椎棘突下，后正中线旁开1.5寸，见图3-4-2。

手法：揉法。

功用：止咳平喘、降逆止呕、滋阴养血。

临床应用：膈俞穴是八脉交会穴之血会，有养血滋阴的功效，"治风先治血，血行风自灭"，临床用于治疗皮肤瘙痒等皮肤病；也可用于治疗呕吐、呃逆等。

71. 肝俞

定位：足太阳膀胱经经穴，位于脊柱区，第9胸椎棘突下，后正中线旁开1.5寸，见图3-4-2。

手法：揉法。

功用：疏肝利胆，理气明目。

临床应用：用于治疗目赤、视物不明、胁痛、癫狂等。

72. 胆俞

定位：足太阳膀胱经经穴，位于脊柱区，第10胸椎棘突下，后正中线旁开1.5寸，见图3-4-2。

手法：揉法。

功用：疏肝利胆，清热化湿。

临床应用：用于治疗胁痛、黄疸、潮热、盗汗等。

73. 脾俞

定位：足太阳膀胱经经穴，位于脊柱区，第11胸椎棘突下，后正中线旁开1.5寸，见图3-4-2。

手法：揉法。

功用：健脾和胃。

临床应用：用于治疗呕吐、疳积、厌食、泄泻、水肿、四肢乏力等。

74. 胃俞

定位：足太阳膀胱经经穴，位于脊柱区，第12胸椎棘突下，后正中线旁开1.5寸，见图3-4-2。

手法：揉法。

功用：和胃健脾，理气降逆。

临床应用：用于治疗胃脘痛、呕吐、泄泻等。

75. 肾俞

定位：足太阳膀胱经经穴，位于脊柱区，第2腰椎棘突下，后正中线旁开1.5

寸，见图3-4-2。

手法：揉法；横擦肾俞。

功用：滋阴壮阳，补益肾元，培肾固本。

临床应用：用于治疗五迟、五更泻、便秘、肾虚气喘、小便频数、遗尿、慢性腰背痛等。

76. 大肠俞

定位：足太阳膀胱经经穴，位于脊柱区，第4腰椎棘突下，后正中线旁开1.5寸，见图3-4-2。

手法：揉法。

功用：理气降逆，调和肠胃。

临床应用：双向调节大肠功能，用于治疗腹痛、腹胀、肠鸣、泄泻、便秘等。

77. 七节骨

定位：第4腰椎至尾椎上端成一直线。

手法：用拇指桡侧缘自下而上直推为推上七节骨；用拇指桡侧缘或食、中二指自上而下为推下七节骨，见图3-4-3。无论推上还是推下，均以透热为度。

功用：温阳止泻，泄热通便。

临床应用：推上七节骨可治疗泄泻、脱肛、遗尿等；推下七节骨可治疗肠热便秘、痢疾等。

78. 龟尾

定位：尾椎骨端。

手法：用拇指或食、中指揉动，见图3-4-4。左揉为补，右揉为泻。

功用：通调督脉之经气，调节大肠功能。

临床应用：用于治疗泄泻、便秘、脱肛、遗尿等。

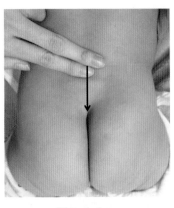

图3-4-3

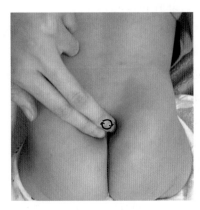

图3-4-4

79. 脊（捏脊、推脊）

定位：大椎至龟尾成一直线，见图3-4-5。

手法：用捏脊法自下而上操作或用食中二指自上而下直推，后者称为推脊。

功用：调阴阳，理气血，和脏腑，通经络，退热。

临床应用：捏脊用于治疗消化不良、疳积、腹痛、腹泻、便秘等；本法也是保健常用手法之一；推脊主要用于清热，治疗发热、惊风等。

（五）下肢

80. 箕门

定位：小儿推拿特定穴，在大腿内侧，髌骨内上缘至腹股沟中点成一直线。

手法：用食、中二指自髌骨内上缘至腹股沟中点做直推法，见图3-5-1。

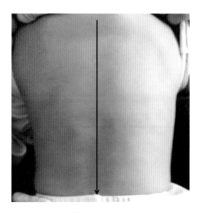
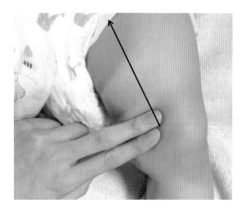

图3-4-5　　　　　　　　　　　　　图3-5-1

功用：清热利尿。

临床应用：用于治疗尿潴留，多于揉丹田、按揉三阴交等合用；用于治疗小便赤涩不利多与清小肠等合用。

81. 百虫

定位：位于股前区，髌底内侧端上2寸，髌骨中点与腹股沟中点连线上。

手法：拿法，揉法，见图3-5-2。

功用：通经活络，平肝息风。

临床应用：用于治疗下肢痿软无力、四肢抽动等。

82. 委中

定位：足太阳膀胱经经穴，位于膝后部，腘窝中央。

手法：按揉法见图3-5-3，点刺出血或捏挤至紫红为度。

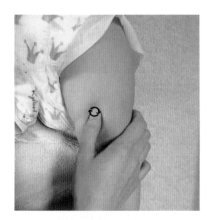 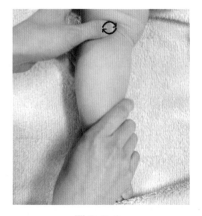

图3-5-2 　　　　　　　　　图3-5-3

功用：理气降逆，止痛。

临床应用：用于治疗呕吐、腹胀、腰背痛等。

83. 足三里

定位：足阳明胃经经穴，位于小腿外侧，外膝眼下3寸，胫骨外1横指处。

手法：按揉法，见图3-5-4。

功用：健脾和胃。

临床应用：足三里是胃的下合穴，用于治疗腹胀、腹痛、呕吐、泄泻、下肢痿软等，同时足三里是保健常用穴位之一。

84. 阴陵泉

定位：足太阴脾经经穴，位于小腿内侧，胫骨内侧髁起点处，在胫骨后缘。

手法：按揉法，见图3-5-5。

功用：健脾益气，利水行湿。

临床应用：用于治疗腹胀、腹泻、水肿、小便不利等。

85. 承山

定位：足太阳膀胱经经穴，位于小腿后，腓肠肌肌腹下缘凹陷中。

手法：拿法，擦法，按揉法，见图3-5-6。

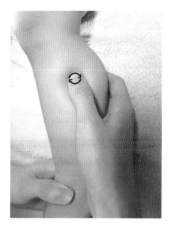
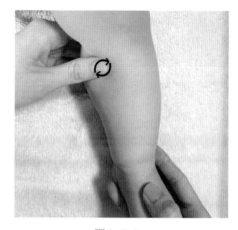

图 3-5-4   图 3-5-5

功用：通经活络，止痉。

临床应用：用于治疗脚转筋、下肢痿软无力；向上擦治疗腹痛、腹泻；配合其他开窍醒神的穴位治疗抽搐、痉挛等。

86. 丰隆

定位：足阳明胃经经穴，位于小腿外侧，外踝尖上8寸，胫骨前缘外1.5寸处。

手法：揉法，见图3-5-7。

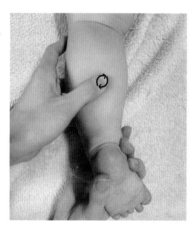
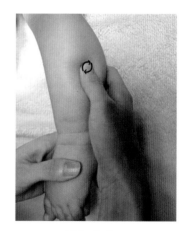

图 3-5-6   图 3-5-7

功用：化痰平喘。

临床应用：用于治疗痰涎壅盛、痰鸣气喘、下肢痿痹等。

87. 三阴交

定位：足太阴脾经经穴，位于小腿内侧，内踝尖上3寸，胫骨内侧缘后方。

手法：揉法。

功用：健脾益肾养肝，养阴生津。

临床应用：肠鸣、腹胀、泄泻、遗尿、小便不利等。

88. 太溪

定位：足少阴肾经经穴，位于内踝后，内踝尖与跟腱之间凹陷处。

手法：按揉法，见图3-5-8。

功用：滋肾，补肾气。

临床应用：本穴可调补肾气，可用于小儿病有先天肾气不足之象，是治疗小儿惊痫麻痹的特效穴；也可用于治疗遗尿，小便不利，咽喉肿痛，咳嗽气喘，健忘，足跟痛等。在按揉时注意力度，不必用太大力气。

89. 太白

定位：足太阴脾经经穴，位于跖区，第1跖趾关节近端赤白肉际凹陷中。

手法：揉法。见图3-5-9。

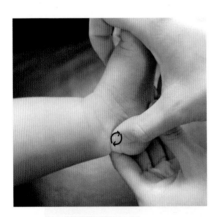

图3-5-8

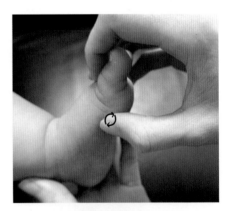

图3-5-9

功用：健脾。

临床应用：此穴是人体的健脾要穴，能治疗各种原因引起的脾虚，有双向调节的作用，揉此穴腹泻可止，便秘可通。刺激太白穴还可通过健脾来补肺；在按揉时注意力度，以穴位处微感酸胀为度，不必用太大力气。

90. 新设

定位：小儿推拿特定穴，位于跖区，第3、4趾缝间，趾蹼缘上方。

手法：掐法，揉法，见图3-5-10。

功用：引气下行。

临床应用：本穴可引腹部之气下行，用于治疗各种腹胀。

91. 涌泉

定位：足少阴肾经经穴，位于足底，屈足蜷趾时足心最凹陷处。

手法：擦法，揉法，见图3-5-11。

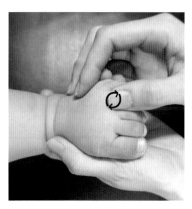 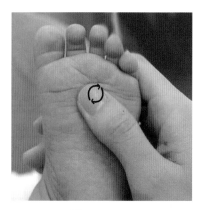

图3-5-10   图3-5-11

功用：滋阴退热，引热下行。

临床应用：用于治疗发热、头痛、腹泻、小便不利、五心烦热、足心热等。

中篇　小儿保健调养

在儿童成长的过程中，除了当孩子生病时应积极治疗，更重要的是在孩子健康时做好日常养护，预防永远优于治疗。《备急千金要方》中就有记载："小儿虽无病，早起常以膏摩囟上及手足心，甚辟风寒"。当然，日常保健的目的，不仅仅是为了减少孩子生病的可能，更重要的是让孩子处在一个健康的状态。儿童健康的判断指标不仅局限于不生病，也包括生长发育情况、心理情绪、学习能力、交流能力等多个方面。经过临床观察发现，儿童的脏腑发育情况对身体、心理、学习、交流等都有很重要的影响，当五脏发育良好时，孩子的肢体、运动、智商、情商各个方面都会均衡发展。

常做小儿推拿可以起到保健的作用，提高机体免疫力；或是病后调养，调养得当则恢复更快，保健时强调恢复其脾胃功能，预防因食量多或纳食不当而造成"食复"，同时加强"后天之本"的功能，利于营养物质和药物的吸收。在每日进行保健按摩时，家长与孩子之间的肢体接触，也会促进亲子关系，增强儿童的安全感，有助于构建良好的家庭氛围。因此，本篇将小儿保健调养手法列在疾病调理手法之前，希望增加读者朋友对于日常养护的重视。

中篇及下篇文中操作时间以3~5岁小儿为例，3岁以下的小儿适当减少操作时间，5岁以上的小儿可适当延长操作时间。

一、健脾和胃

脾胃为后天之本，气血生化之源，主要功能是运化水谷和输布精微。儿童的生长发育快慢、免疫力高低、皮肤色泽光泽与否、饮食及营养吸收好坏、二便情况等，都与脾胃功能强弱有着密切联系。小儿脏腑发育未全，也称为"脾常不足"，若喂养不当，失于调护，则会造成脾胃功能紊乱，而致积食、呕吐、泄泻、食欲不振、易伤风感冒、生长发育迟缓等病症。加之儿童生长发育快，需要的营养物质更多，这全有赖于脾胃的吸收运化功能，因此注意调节脾胃是儿童健康的基本保证。

【操作手法】

1. 顺时针摩腹3分钟、逆时针摩腹2分钟；

2. 揉板门3~5分钟；

3. 补脾经3~5分钟；

4. 清四横纹2分钟；

5. 点按太白穴1分钟；

6.工字搓背1分钟或捏脊3~5遍。

【操作注意】

健脾类手法的操作力度一定要轻柔，尤其是摩腹不可变成揉腹，力度过大会由补法变成泻法；同时在摩腹前，家长可将双手搓热，热敷肚脐1分钟后再开始操作，效果更佳。

【疗程次数】

以上手法每日一次，14天为一个疗程，因各种原因导致短时期脾胃功能降低的一般1~2个疗程即可恢复；长期脾胃功能较弱的儿童可每周做5天休息2天，长期调理。

【配合介质】

爽身粉、润肤乳、精油等；

精油选择：柑橘类精油（野橘、红橘等）、种籽类精油（芫荽籽、小茴香、黑胡椒、豆蔻等）、根类精油（姜等），选择1~3种搭配基础油（山茶油、椰子油等）稀释后使用。

【保健功用】

通过以上手法，促进胃肠蠕动，加强消化吸收而增强体质，提高机体抗病能力，有助于生长发育。

【保健范围】

适用于脾胃功能紊乱、体弱多病，尤其脾胃虚弱所致的呕吐、腹泻、便秘、厌食、积食、佝偻病、营养素吸收障碍、易过敏、易感冒、面黄肌瘦、发枯黄、烦躁不安、睡卧不宁、五迟五软等。

二、健脾保肺

儿童因其呼吸道的生理特点，患呼吸系统疾病的概率较高，中医认为小儿肺脏娇嫩，既易受外邪侵袭，又不耐寒热；加之近年来空气质量下降、突发性呼吸道传染疾病增多，做好呼吸系统的日常养护，对于提高儿童免疫力、减少疾病发生具有重要意义。

小儿肺脏之所以娇弱，关键在脾常不足。在五行中肺属金，脾属土，脾为肺之母，若脾气虚则肺气不足，外邪易趁虚而入，使肺失于清肃而发生各种肺部疾患；若脾气健旺，水谷精微之气上注于肺，卫外自固，外邪无从而入。肺气的强弱有赖于脾胃之气，因此常进行健脾保肺，可调节营卫、宣通肺气，有助于增强机体抗病能力、预防感冒及肺部疾病。

【操作手法】

1. 补脾经3~5分钟；

2. 清肺经1~3分钟；

3. 清板门1~3分钟；

4. 揉外劳宫3~5分钟；

5. 纵擦膻中1分钟；

6. 工字搓背1分钟或捏脊3~5遍。

【疗程次数】

以上手法每日一次，14天为一个疗程，一般1~2个疗程。

【配合介质】

爽身粉、润肤乳、精油等；

精油选择：树木类精油（冷杉、雪松、丝柏等）、叶片类精油（尤加利、薄荷、茶树等）、柑橘类精油（柠檬、野橘、佛手柑等）、树脂类精油（乳香、没药、古巴香脂等）、种子类精油（小豆蔻、山鸡椒等），选择1~3种搭配基础油（山茶油、椰子油等）稀释后使用。

【保健功用】

健脾胃而增强肺的功能，清肺可调节卫表，宣通肺气，扶正祛邪，增强抗病能力，预防感冒、咳嗽等症的发生。

【保健范围】

体弱多病、病后体虚、肺部疾病恢复后期，呼吸道疾病易感儿、哮喘等疾患儿。

三、益智保健

智力是指生物一般性的精神能力，是指人认识、理解客观事物并运用知识、经验等解决问题的能力，包括记忆、观察、想象、思考、判断等。儿童1~3岁是脑发育最快的时期，因此该阶段及时地运用小儿推拿，助力大脑发育尤为重要。

中医认为，智力的好坏取决于肾，"肾者，作强之官，伎巧出焉"。所谓"作强"即为能力强，所谓"伎巧"即思维活动灵巧，人的能力强并且思维活动灵巧，关键在于肾。肾藏精，精生髓，髓又上通于脑，而精能使人聪明。益智保健能促进儿童智力发育，肾阳又能助脾阳，故又能加强脾的功能，使儿童身心健康、精神愉悦；并对小儿五迟、五软等疾病也有一定治疗及保健效果。

【操作手法】

1. 补肾经3~5分钟；

2. 补脾经3~5分钟；

3. 揉小天心1~3分钟；

4. 按揉太溪穴1分钟；

5. 擦涌泉1分钟；

6. 工字搓背1分钟或捏脊3~5遍。

【疗程次数】

以上手法每日一次，14天为一个疗程；五迟或脑瘫患儿每日一次，30天为一个疗程，休息一周再继续。

【配合介质】

爽身粉、润肤乳、精油等；

精油选择：树木类精油（雪松、檀香、黑云杉等）、香料类精油（肉桂、黑胡椒等）、树脂类精油（乳香、古巴香脂等）、柑橘类精油（柠檬、野橘、葡萄柚等）、叶片类精油（迷迭香、苦橙叶等），选择1~3种搭配基础油（山茶油、椰子油等）稀释后使用。

【保健功用】

促进儿童智力发育，使儿童身心健康、精神愉悦；并对小儿五迟、五软、脑瘫等疾病也有一定治疗及保健效果。

【保健范围】

健康儿，先天不足儿、五迟、五软、脑瘫以及各种脑病后遗症。

四、安神保健

中医认为，心主神明、主血脉，为五脏六腑之大主。如儿童精神好、双目有神、活泼、面色红润，为气血调和、神气充沛，多为无病或病在表浅，即病也轻、易治；但儿童神气怯弱，知觉未开（神经系统发育未健全），则心气有余、见闻易动，易受惊吓、神乱不安，不仅会引起烦躁不安、睡卧不宁，还会导致气血无法濡养全身脏腑经络，影响儿童生长发育；同时一些自闭症、癫痫、五迟、抽动症、多动症、惊厥抽搐，均与惊吓有关，因此儿童精神调养极为重要。

【操作手法】

1. 摩囟门3~5分钟；

2. 揉小天心3~5分钟；

3. 掐揉五指节1~3分钟；

4. 顺时针摩腹5~10分钟；

5. 抚脊50~100遍，在腰骶部顺时针画圈50~100次；

6. 摩涌泉1~3分钟。

【疗程次数】

以上手法每日一次，14天为一个疗程，轻者可愈；重者休息2~5天，继续第二个疗程；脑病患儿最好坚持2个疗程以上。

【配合介质】

爽身粉、润肤乳、精油等；

精油选择：雪松、檀香、罗马洋甘菊、薰衣草、肉桂、黑胡椒、乳香、古巴香脂、红橘、岩兰草等，选择1~3种搭配基础油（山茶油、椰子油等）稀释后使用。

【保健功用】

养心肝肾而安神镇静、调摄气血。

【保健范围】

儿童面色青黯，发黄稀、直立，易惊吓；烦躁不安、睡卧不宁，抽搐，发育、营养差。

五、眼保健

在儿童中，最常见的眼疾是近视，近些年近视的发病逐渐向低龄化发展，戴眼镜已成为生活常态。眼睛是人体视觉器官，良好的视力对于正常生活起居和工作学习起着至关重要的作用，故需自幼养成良好的用眼习惯。长时间使用眼睛造成用眼过度，是眼疲劳的一大主因，眼干涩、酸痛、疲劳，均为视疲劳的症状，而视疲劳又是导致近视、远视，甚至白内障、青光眼、视网膜脱落等眼疾的一大主因。

用推拿手法刺激穴位，可通经活络、调和气血，增强眼周肌肉血液循环，改善眼周神经营养，解除视力疲劳，预防近视。

【操作手法】

1. 刮上下眼眶3分钟；

2. 点按攒竹、鱼腰、丝竹空、精明、承泣、球后、太阳、四白等穴各1分钟，以酸胀为度；

3. 运动双目30次：闭眼转眼球，顺逆时针各30次；

4. 摩掌熨目5次：双手掌快速摩擦至发热发烫，将双手掌心以碗状轻覆于双眼上，待热感不明显时，再重复上述操作；

5. 按揉风池1分钟，摩颈项至发热为度；

6. 摇颈耸肩：先向前低头、后仰头各4次，摇颈左右倾斜4次，继大摇颈项左右各2周，耸肩前后各4次。

【操作注意】

保持手部卫生，常剪指甲；操作用力不可过重，勿伤皮肤；操作结束后，闭目休息片刻，继而遥视远方2~3分钟。

【疗程次数】

以上手法每日一次，14天为一个疗程，中间休息3~5天再继续第二个疗程。

【配合介质】

润肤乳、精油等；

精油选择：乳香、檀香、柠檬草、永久花等，选择1~3种搭配基础油（椰子油等）稀释后使用。

【保健范围】

学龄儿童或用眼较多的儿童，每于课间或休息时进行。

六、鼻保健

鼻为肺窍，是呼吸的重要通道，儿童鼻腔黏膜柔嫩，器官未充，易受寒湿及刺激气体的损伤，以致充血、水肿使鼻腔狭窄，引起鼻塞、呼吸不畅，以及急、慢性鼻炎或过敏性鼻炎，甚至副鼻窦炎以致耳疾等（因鼻腔与耳道互通）。早起用推拿保护鼻部，是一种有益的方法。

同时，鼻窍也是人体中气的一个反映窗口，当人体中气足时，官窍通利；当中气弱时，不能上达清窍，往往出现官窍疾病，其中最常见的就是鼻塞、鼻炎等。因此对于儿童反复发作的鼻部问题，需整体体质调理配合局部操作缓解症状。

【操作手法】

1. 揉上星穴：按揉上星穴（前发际线上一寸，见图4-1-1），以局部有酸麻胀感为宜，一般30次。

2. 按拿鼻通穴：拇食指按拿迎香穴上方的鼻通穴30次（鼻通穴定位，见图4-1-1）。

3. 按揉迎香穴、口禾髎穴（在上唇部，鼻孔外缘直下，平水沟穴，见图4-1-1）：以局部有酸麻胀感为宜，一般30次。

4. 擦鼻梁两侧：从鼻翼至山根，往返擦至局部发热或30次，继而按拿鼻通穴30次。

5. 双手上举，上臂屈曲放于脑后，儿童自己双拇指按揉风池穴至局部有酸麻胀感向四周放射为止，按揉合谷穴3~5次。

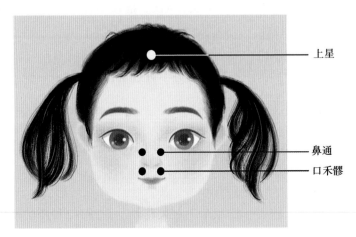

上星

鼻通

口禾髎

图4-1-1

【疗程次数】

每日1~2次，14天为一个疗程，中间可休息3~5天再继续。

【配合介质】

润肤乳、精油等。

精油选择：雪松、尤加利、迷迭香、罗文莎叶、薄荷、茶树等，选择1~3种搭配基础油（椰子油等）稀释后使用。

【保健功用】

通鼻窍，活气血，开窍祛邪。

【保健范围】

预防、治疗鼻部疾患，感冒及因鼻部疾病引发的耳疾；也可作为特殊时期的日常保健。

下篇　小儿常见病治疗

一、感冒

【概述】

感冒俗称"伤风"，以感受风邪为主，常兼夹寒、热、暑、湿、燥等。在气候变化、冷热失常、沐浴着凉、汗出当风、调护不当时易发生本病。当儿童正气不足、机体抵抗力降低时，外邪乘虚侵袭机体，引发感冒。《幼科释谜·感冒》中提到"感冒之原，由卫气虚，元府不闭，腠理常疏，虚邪贼风，卫阳受摅。"说明儿童感冒与卫气不固有密切关系。

感冒分两大类，轻重不同，一类是四时感冒，病情轻、兼夹证少；一类是时行感冒，病情多重、发热较高、有传染性、多有兼夹证。本病一般预后较好，多数患儿于1周左右恢复，但婴幼儿、体弱患儿感邪之后容易夹痰、夹滞、夹惊，导致感冒迁延不愈，向下发展为气管炎、肺炎等，甚至引发急性肾炎等，影响儿童健康成长。因此，对本病应给予足够重视，做到及时发现、正确判断、积极处理，以防传变。

（一）风寒感冒

【临床表现】

恶寒重，发热轻，无汗，头痛，鼻塞、流清涕、打喷嚏，咳痰清稀，口不渴、咽不甚红；舌苔薄白、脉浮紧，面色晦。

【治则】

疏风散寒解表。

【治法】

1. 操作方法

揉乙窝风3~5分钟，揉外劳宫3~5分钟，清板门1分钟，清肺经1~3分钟，推上三关1分钟，擦大椎1分钟，工字搓背1~3分钟。

配穴加减：

若鼻塞重，加黄蜂入洞，逆时针揉飞扬穴（位于小腿后外侧，承山斜下外开约1寸处）；若头痛，加掐揉膊阳池或头面四大手法（开天门、推坎宫、运太阳、揉耳后高骨）；若高热无汗，加揉二扇门（汗出即止，不可多用）；若恶心、呕吐，加推天柱骨。

2. 配合介质

爽身粉、润肤乳、精油等。

精油选择：迷迭香、肉桂、丁香、野橘、姜等，选择1~3种搭配基础油（山茶油、椰子油等）稀释后使用。

（二）风热感冒

【临床表现】

发热重，恶风，有汗或轻微汗出，鼻流浊涕或黄涕，痰黄而稠，咽红，口干而渴；舌红、苔黄，面带滞色。

【治则】

疏风清热解表。

【治法】

1. 操作方法

清肺经3~5分钟，清肝经3~5分钟，清天河水1~3分钟，揉小天心1~3分钟，揉乙窝风1~3分钟，清板门3~5分钟。

2. 配合介质

爽身粉、润肤乳、精油等；

精油选择：尤加利、茶树、罗文莎叶、冷杉、薄荷、柠檬等，选择1~3种搭配基础油（山茶油、椰子油等）稀释后使用。

（三）暑邪感冒

【临床表现】

发热，无汗或汗出热不退，头身困重，胸闷恶心，食欲不振，伴呕吐或腹泻，小便短黄；鼻塞流涕、咳嗽不重；舌质红，苔黄腻或白腻，脉数；多见于夏秋季节。

【治则】

清暑解表。

【治法】

1. 操作方法

掐揉曲池5~7次，掐揉合谷3次，清板门3~5分钟，清补脾经1~3分钟，清肺经1~3分钟，清小肠1分钟，清天河水（或水底捞明月）3~5分钟。

配穴加减：恶心呕吐、食欲不振、脘腹胀满重者，加推天柱骨、逆运内八卦、分推腹阴阳、点中脘、点天枢、摩腹。

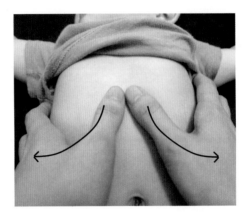

图5-1-1 （如图所示为分推腹阴阳）

2.配合介质

爽身粉、润肤乳、精油等；

精油选择：广藿香、丁香、罗勒、薄荷、柠檬等，选择1~3种搭配基础油（山茶油、椰子油等）稀释后使用。

（四）感冒兼夹证

若患儿感冒时夹痰、夹滞、夹惊，在风寒感冒、风热感冒、暑邪感冒组方的基础上可选择下列对应的穴位组方联合使用。

1.夹痰

【治则】

宣肺化痰。

【治法】

1）操作方法

在感冒方基础上加揉掌小横纹1~3分钟，揉肺俞（或分推肺俞）1~3分钟，揉丰隆1~3分钟，纵擦膻中1分钟。

2）配合介质

爽身粉、润肤乳、精油等；

精油选择：小豆蔻、乳香、没药、丝柏等，选择1~3种搭配基础油（山茶油、椰子油等）稀释后使用。

2.夹滞

【治则】

消食化滞。

【治法】

1）操作方法

在感冒方基础上加清板门3~5分钟，逆运内八卦1~3分钟，清四横纹1~3分钟，揉中脘1~3分钟。

2）配合介质

爽身粉、润肤乳、精油等；

精油选择：小豆蔻、甜茴香、野橘等，选择1~3种搭配基础油（山茶油、椰子油等）稀释后使用。

3. 夹惊

【治则】

镇静安神。

【治法】

1）操作方法

在感冒方基础上加揉小天心3~5分钟，掐揉五指节1~3分钟，摩囟门1~3分钟。

2）配合介质

爽身粉、润肤乳、精油等；

精油选择：薰衣草、罗马洋甘菊、红橘等，选择1~3种搭配基础油（山茶油、椰子油等）稀释后使用。

【护理注意】

1. "食肉则复，多食则遗"，感冒期间及病愈后两周内，应清淡饮食，注意忌口（肉食、海鲜、水果、酸奶、甜黏腻食物等），且不可多食，以防反复。

2. 患病及疾病初愈期间注意避风，注意休息，不可过累。

3. 风寒感冒时，可用花椒煮水泡脚以助散寒，泡脚见微汗即止，不可出大汗。

4. 感冒药多是解表发汗药，若连续久服，毛孔一直张开，遇风邪又复感，故不轻易使用，且不可久用。

二、发热

【概述】

发热是指体温异常升高，高于正常标准，是小儿常见症之一。发热只是一个机体应激反应产生的症状，不是一个单独的病，在处理发热问题时，一定要找到具体原因，临床上引起发热的原因很多，例如外感、食积、惊吓等均可引起小儿发热，同时小儿也存在一过性生理性发热的现象，在未作出明确诊断之前，不可随意用药，防止因用药不当引起更多问题。临床多以38.5℃为分界，38.5℃以下多采用物理降温的方式，38.5℃以上则采用物理降温结合退烧药的方法。

（一）退热基础方

1. 操作方法

清天河水5分钟（温度在38.5℃以下）、水底捞明月3~5分钟（温度超过38.5℃）、揉涌泉或擦涌泉3~5分钟，工字搓背3~5分钟。

2. 配合介质

温开水、精油等；

精油选择：乳香、罗马洋甘菊、柠檬、葡萄柚、薄荷等，选择1~3种搭配基础油（山茶油、椰子油等）稀释后使用。

（二）外感发热

【临床表现】

发热恶寒，鼻塞流涕，有汗或无汗，脉浮，面色晦。

【治则】

解表清热。

【治法】

1. 操作方法

在上文退热基础方上加清肺经1~3分钟，揉乙窝风3~5分钟，推上三关1分钟，拿列缺或揉二扇门1分钟（无汗时用，见汗即止），拿风池或擦风池1分钟。

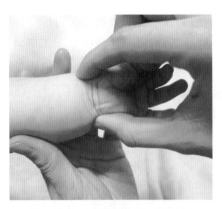

图5-2-1 （如图所示为拿列缺）

2. 配合介质

温开水、精油等；

精油选择：乳香、罗马洋甘菊、迷迭香、肉桂、冷杉等，选择1~3种搭配基础油（山茶油、椰子油等）稀释后使用。

（三）肺胃实热

【临床表现】

高热，口渴，恶心呕吐或食欲欠佳，便秘，脐周压痛，舌苔厚腻，有过食史。

【治则】

通畅肠胃，清热泻火。

【治法】

1. 操作方法

在退热基础方上加清板门和揉板门5分钟，清大肠3~5分钟，顺时针揉腹3~5分钟，揉中脘、天枢1~3分钟，退六腑0.5分钟。

2. 配合介质

温开水、精油等；

精油选择：乳香、罗马洋甘菊、小豆蔻、佛手柑、柠檬、罗勒等，选择1~3种搭配基础油（山茶油、椰子油等）稀释后使用。

（四）惊吓发热

【临床表现】

发热伴惊吓史，惊悸哭闹，烦躁，胆小粘人，夜间啼哭或睡中惊醒，面青或鼻梁山根处青筋，脉惊动。

【治则】

镇惊清热。

【治法】

1. 操作方法

在退热基础方上加揉小天心5分钟、掐揉五指节3~5分钟、顺时针摩腹5分钟（力度一定要轻，家长也可将手搓热后放在患儿腹部）、抚脊1~3分钟。

2. 配合介质

温开水、精油等；

精油选择：乳香、罗马洋甘菊、薰衣草等，选择1~3种搭配基础油（山茶油、椰子油等）稀释后使用。

【护理注意】

1. 生病期间切记清淡饮食，可频服稀粥以助退热。

2.冷暖适度，不必穿盖过厚或过薄。

3.物理降温可采用温水擦拭或用花椒煮水泡脚，切勿用酒精擦拭。

4.也可用藿香正气液蘸棉球塞肚脐，辅助退热。

5.发热患儿若出现烦躁不安、呼吸急促、精神状态欠佳，应及时就医，进行综合治疗，切不可大意。

三、咳嗽

【概述】

本病是以咳嗽为主症命名的小儿肺系常见疾病，《幼幼集成·咳嗽证治》指出"凡有声无痰谓之咳，肺气伤也；有痰无声谓之嗽，脾湿动也；有声有痰谓之咳嗽，初伤于肺，继动脾湿也"。咳嗽是因肺的宣降功能失常而出现的一个症状，可伴随多种疾病出现。引起该症状的原因很多，一般有外感和内伤，临床外感咳嗽多于内伤咳嗽。"五脏六腑皆令人咳，非独肺也"，其他脏腑病变也能影响肺的正常功能，儿童咳嗽的病理部位主要在肺，其次在脾、肾，因此在治疗咳嗽时要辨明病因。

西医认为，咳嗽是为了排出呼吸道分泌物和异物而发生的一种身体防御反射动作，因此在处理咳嗽时，不能单纯以镇咳的方式来处理，应当以通畅呼吸道、促进分泌物及异物排出为主。西医学的支气管炎、慢性咳嗽属于本篇讨论范围。

（一）外感咳嗽

1.风寒咳嗽

【临床表现】

初期咳嗽频作，喉痒声重，痰白清稀，鼻塞流涕，恶寒无汗或发热头痛，全身酸痛；舌苔薄白，面青微黄或面色晦。

【治则】

解表散寒宣肺。

【治法】

（1）操作方法

清肺经3~5分钟，揉乙窝风3~5分钟，揉掌小横纹1~3分钟，清四横纹1~3分钟，逆运内八卦1~3分钟，揉或纵擦膻中1~3分钟，揉或横擦肺俞1~3分钟。

配穴：头痛无汗加头面四大手法或按揉膊阳池、拿风池。

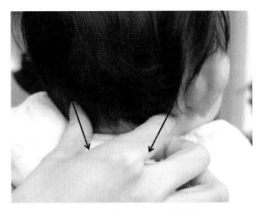

图5-3-1 （如图所示为拿风池）

（2）配合介质

爽身粉、润肤乳、精油等；

精油选择：山鸡椒、小豆蔻、肉桂、冷杉、乳香等，选择1~3种搭配基础油（山茶油、椰子油等）稀释后使用。

2. 风热咳嗽

【临床表现】

咳嗽不爽，痰黄黏稠，不易咳出，口渴咽干或咽痛，鼻流浊涕或伴有头痛发热、恶风、微汗出；面赤而晦，鼻色青暗，鼻唇沟青；舌质红。

【治则】

疏风清热肃肺。

【治法】

（1）操作方法

清肺经3~5分钟，清肝经3~5分钟，清板门3~5分钟，揉掌小横纹1~3分钟，清四横纹1~3分钟，逆运内八卦1~3分钟，揉膻中1~3分钟，揉肺俞1~3分钟，揉风门1~3分钟，搓摩胁肋1分钟。

配穴：发热头痛，加清天河水、揉膊阳池。

（2）配合介质

爽身粉、润肤乳、精油等；

精油选择：尤加利、罗文莎叶、小豆蔻、冷杉、乳香等，选择1~3种搭配基础油（山茶油、椰子油等）稀释后使用。

（二）内伤咳嗽

1. 痰热咳嗽

【临床表现】

咳嗽痰多，黏稠难咯，发热面赤，目赤唇红，口渴，烦躁，小便少、色深，大便干；舌质红。

【治则】

平肝清肺化痰。

【治法】

（1）操作方法

平肝清肺3~5分钟（同时推两个穴位即肝经和肺经，从指根推向指尖，见图5-4-1），清板门3~5分钟，揉掌小横纹1~3分钟，清四横纹1~3分钟，逆运内八卦1~3分钟，清天河水1~3分钟，开璇玑2分钟，分推肺俞2分钟，揉丰隆1~3分钟。

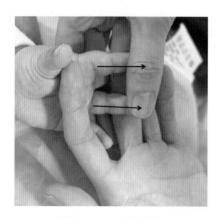

图5-4-1　平肝清肺

（2）配合介质

爽身粉、润肤乳、精油等。

精油选择：尤加利、罗文莎叶、小豆蔻、冷杉、乳香等，选择1~3种搭配基础油（山茶油、椰子油等）稀释后使用。

2. 痰湿咳嗽

【临床表现】

咳嗽痰壅，色白清晰，胸闷纳呆，神乏困倦；舌质淡红、苔白腻或水滑，面黄稍青，下眼睑肿，鼻梁色灰暗，鼻唇沟青。

【治则】

化痰燥湿、利湿。

【治法】

（1）操作方法

清补脾经5分钟，清板门3~5分钟，清四横纹1~3分钟，揉掌小横纹1~3分钟，逆运内八卦1~3分钟，合推手阴阳1~3分钟，揉膻中2分钟，分推肺俞2分钟，按弦走搓摩2分钟，揉丰隆1~3分钟。

（2）配合介质

爽身粉、润肤乳、精油等；

精油选择：山鸡椒、小豆蔻、红橘、乳香等，选择1~3种搭配基础油（山茶油、椰子油等）稀释后使用。

3. 阴虚咳嗽

【临床表现】

干咳无痰或痰少而黏，不易咯出，口渴咽干，喉痒声嘶，手足心热或咳痰带血，午后潮热；舌红少苔。

【治则】

滋阴润肺。

【治法】

（1）操作方法

补肾经3~5分钟，揉二马3~5分钟，清板门1~3分钟，清肺经1~3分钟，揉小天心1~3分钟，揉掌小横纹1~3分钟，清天河水1分钟，揉肺俞2分钟。

（2）配合介质

爽身粉、润肤乳、精油等；

精油选择：乳香、没药、柠檬、冷杉等，选择1~3种搭配基础油（山茶油、椰子油等）稀释后使用。

4. 气虚咳嗽

【临床表现】

咳而无力，痰白清稀，面色㿠白，气短懒言，喜坐喜卧，体虚多汗，腠理疏松，易反复感冒；舌质淡嫩。

【治则】

健脾补肺益气。

【治法】

（1）操作方法

补脾经5~10分钟，补肺经3分钟（只用2~3天），补肾经1~3分钟，逆运内八卦1~3分钟，揉外劳宫1~3分钟，揉足三里2分钟，摩腹3分钟，擦肺俞1分钟。

（2）配合介质

爽身粉、润肤乳、精油等；

精油选择：山鸡椒、雪松、檀香、乳香等，选择1~3种搭配基础油（山茶油、椰子油等）稀释后使用。

【护理注意】

1. 咳嗽期间需要注意饮食忌口，一些容易生痰的食物（例如肉、海鲜、水果、甜食、酸奶、饮料等）均不可进食，以防病情加重或反复、迁延不愈。

2. 咳嗽是一种身体防御反射动作，不能单纯以镇咳的方式来处理。

3. 咳嗽分型较多，在辨明证型之前，不可匆忙使用食疗方，以防与病性相冲。

4. 内伤咳嗽常反复发作、久治不愈或暂愈而复发，应在咳嗽缓解期坚持做扶正治疗。

四、咽喉肿痛

【概述】

咽喉肿痛是口咽和喉咽部病变的主要症状，以咽喉肿痛、吞咽不适为主症。多见于西医学的急性咽炎、扁桃体炎、扁桃体周围脓肿、急性喉炎等。本病小儿较成人症状重，治疗得当，一般预后良好；若治疗不当或不及时，可致迁延不愈或反复发作，甚则继发中耳炎、鼻窦炎等。如反复发作，亦可致呼吸道感染，使机体抵抗力降低，影响健康。咽痛虽是局部病症，但不可忽视，须从整体入手，积极治疗。

（一）外感风热

【临床表现】

初起咽部红肿疼痛、轻度吞咽困难，伴有发热、汗出、头痛、咳嗽等感冒症状。

【治则】

疏风清热，消肿利咽。

【治法】

1. 操作方法

清板门3~5分钟，清肺经3~5分钟，清肝经1~3分钟，揉小天心1~3分钟，揉乙窝风1~3分钟，揉液门穴1~3分钟，掐少商5次，掐揉合谷5次，挤捏大椎至出痧。

2. 配合介质

爽身粉、润肤乳、精油等；

精油选择：茶树、柠檬、薄荷、没药、乳香等，选择1~3种搭配基础油（山茶油、椰子油等）稀释后使用。

（二）胃火炽盛

【临床表现】

高热不退，咽痛较甚，吞咽困难，口渴多饮；扁桃体明显充血肿大或见黄白脓点或脓肿；唇红，口臭，大便干结，小便短赤，舌红苔黄或厚。

【治则】

清热泻火利咽。

【治法】

1. 操作方法

清板门5分钟，清四横纹3~5分钟，清肺经1~3分钟，清大肠1~3分钟，逆运内八卦1~3分钟，掐揉小天心1~3分钟，清天河水1~3分钟，顺时针揉腹3分钟，掐少商5~10次，掐揉合谷5~10次，挤捏大椎、新建穴（位于后发际直下，在第二、三颈椎之间）至出痧或点刺放血。

2. 配合介质

爽身粉、润肤乳、精油等；

精油选择：茶树、柠檬、绿薄荷、乳香、小豆蔻、罗马洋甘菊等，选择1~3种搭配基础油（山茶油、椰子油等）稀释后使用。

（三）肺肾阴虚

【临床表现】

咽部微痛不适，伴咽干、灼热，干咳少痰，手足心热或午后低热，精神疲乏，颧红；扁桃体暗红肿大或有少许脓液浮于表面，舌红、苔薄或光剥。

【治则】

滋阴降火，清利咽喉。

【治法】

1. 操作方法

补肾经3~5分钟，揉二马3~5分钟，平肝清肺1~3分钟，揉小天心1~3分钟，清天河水1~3分钟，清板门1~3分钟，掐少商5次，掐揉合谷5次，挤捏大椎、新建穴至出痧。

2. 配合介质

爽身粉、润肤乳、精油等；

精油选择：罗马洋甘菊、柠檬、薰衣草、没药、乳香等，选择1~3种搭配基础油（山茶油、椰子油等）稀释后使用。

（四）寒厥上逆

【临床表现】

咽喉部红肿、疼痛或伴烦躁、头晕，喜光脚或爬地玩耍，腹胀，手脚心热或手足凉，面青白或口唇周青白；素体阳虚，有受凉史。

【治则】

祛寒降逆，引火归元。

【治法】

1. 操作方法

清板门1~3分钟，逆运内八卦1~3分钟，揉小天心1~3分钟，揉外劳宫1~3分钟，顺时针摩腹3分钟，擦肾俞、命门各1分钟，轻揉涌泉、太溪、太白各1~3分钟，擦涌泉1~3分钟。

2. 配合介质

爽身粉、润肤乳、精油等；

精油选择：肉桂、岩兰草、乳香等，选择1~3种搭配基础油（山茶油、椰子油等）稀释后使用。

3. 其他外治法

可通过花椒3~5g煮水泡脚，助引火归元。

【护理注意】

1. 儿童因积食引起反复咽喉肿痛的情况较多，因此在日常护理中要保持中焦脾胃通畅，生病期间更要注意清淡饮食。

2. 咽喉肿痛分虚实，由实证引起的可配合刮痧或揪痧；虚证引起的不可过度清热（使用清热药物、食疗偏方，刮痧、拔罐等），以防损伤正气。

3. 生活中防止孩子足底和腹部受寒，以防造成阳气上浮的假热象。

五、哮喘

【概述】

哮喘是以呼吸急促、喘鸣有声，甚至张口抬肩、不能平卧为特征的常见呼吸道疾病，尤以儿童多见。哮喘的发作是因为平素有伏痰，又感受外邪（风寒居多）、情绪刺激、接触异物或乳食不节、贪凉饮冷而诱发。

该病包括现代医学的支气管哮喘和哮喘性支气管炎，主要由于过敏原导致支气管细小平滑肌痉挛，而产生一系列症状，是常见的慢性病。春秋多见，气候骤变而诱发，病程越长对患儿的影响越大。多数患儿经过积极治疗，随着生长发育、体质增强，能够逐渐康复。

手法治疗哮喘发作期效果不理想，很难控制症状，但在缓解期或恢复期效果明显（固本治疗），同时哮喘发作期情况紧急，家长很难自行操作推拿，因此本节仅列出缓解期调理方法。

【临床表现】

先咳出大量泡沫性黏痰，然后停止发作。缓解期静息时也有气短，动则加甚伴懒言、倦怠无力、怕冷、四肢不温、面色㿠白无泽或面黄、鼻色黯；舌淡或胖大，苔水滑。

【治则】

扶正固本，调理肺脾肾。

【治法】

1. 操作方法

补脾经5分钟，补肾经3~5分钟，清肺经1分钟，逆运内八卦1~3分钟，清四横纹1~3分钟，推上三关1分钟，摩腹3~5分钟，揉肺俞、脾俞、肾俞各1分钟，揉丰隆、太白、太溪穴各1分钟。

（1）偏肺虚：伴语声低微，自汗盗汗，眉上色白等。

配穴：在上方基础上加补肺经1~3分钟，揉外劳宫1~3分钟。

（2）偏脾虚：伴咳嗽痰多，食少，心下痞满，腹胀，肌肉松软，大便稀等。

配穴：在上方基础上加补脾经3~5分钟，清板门1~3分钟，掐揉足三里3~7次。

（3）偏肾虚：伴腰膝软，脚软无力，动则心悸气短，小便频或夜间遗尿等。

配穴：在上方基础上加补肾经1~3分钟，揉二马1~3分钟，轻振丹田1~3分钟。

2. 配合介质

爽身粉、润肤乳、精油等；

精油选择：山鸡椒、小豆蔻、冷杉、雪松、古巴香脂等，选择1~3种搭配基础油（山茶油、椰子油等）稀释后使用。

【护理注意】

1. 发作期容易缺氧，对大脑有损伤，故发病时要及时就医或吸氧处理，以免加重病情。

2. 避免受凉，防治感冒，在季节交替时根据冷暖及时增减衣物。

3. 在外戴口罩，在家保证空气流通，避免吸入烟尘、粉尘、花粉、绒毛、尘螨等变应原导致哮喘发作。

4. 饮食起居要有节制，不宜过饱，注意忌口（不吃或少吃甜、黏腻食物、肉食、海鲜、酸奶、生冷寒凉食物）；尽量减少以食补调理，以防使用不当诱发病情。

5. 临床观察发现，只要患儿家长能坚持手法治疗就有效果，能延缓发作期，甚至少发或逐渐不再复发。

六、鼻炎

【概述】

鼻炎古称鼻渊，又称脑漏，因其鼻窍不断流涕，犹如泉水或如黄水，长湿无干，故名鼻渊。临床上常伴有头痛、头闷、鼻塞、嗅觉减退等症状。儿童患鼻炎者，多因外感风寒或肺脾两脏虚损，风寒、湿浊滞留鼻窍而成；也有少数因肺、胆、胃三经热盛，熏灼鼻窍所致。

（一）外感风邪

【临床表现】

鼻塞，喷嚏，流清涕或白黏涕，嗅觉减退，可伴有怕风、恶寒、头痛、发热等感冒症状，有受风寒史。

【治则】

发散祛邪，通窍。

【治法】

1. 操作方法

开天门3分钟，推坎宫3分钟，揉太阳1~3分钟，清肺经3~5分钟，揉乙窝风3~5分钟，揉外劳宫1~3分钟，擦鼻两侧至皮肤发红发热为度，揉曲差穴1~3分钟（位于前发际正中直上0.5寸，旁开1.5寸），揉迎香穴1~3分钟，逆时针揉飞扬穴1分钟。

配穴：伴黄鼻涕，加推天柱骨、清天河水。

2. 配合介质

润肤乳、精油等。

精油选择：迷迭香、雪松、尤加利、罗文莎叶、月桂叶等，选择1~3种搭配基础油（山茶油、椰子油等）稀释后使用。

（二）肺脾气虚

【临床表现】

鼻塞，鼻涕白黏或黄稠，嗅觉减退，叮伴有自汗怕风，体倦乏力，脘腹胀满，纳呆，大便稀或便难；舌质淡。

【治则】

健脾补肺，化痰通窍。

【治法】

1. 操作方法

补脾经5分钟，补肺经1~3分钟，揉外劳宫3~5分钟，推上三关1~3分钟，揉迎香穴1~3分钟，点揉风府穴1分钟，摩腹3~5分钟，工字搓背1分钟。

2. 配合介质

润肤乳、精油等；

精油选择：小豆蔻、山鸡椒、雪松、丝柏等，选择1~3种搭配基础油（山茶油、椰子油等）稀释后使用。

（三）脾胃积热

【临床表现】

鼻涕黄浊黏稠、量多，气味腥臭，鼻塞，嗅觉减退，额头、眉棱骨或颌面部有叩击痛或压痛，手脚热，口臭，食欲旺或进食快，大便干或大便不爽；唇红，舌红。

【治则】

消积利湿，化浊通窍。

【治法】

1. 操作方法

清补脾经3~5分钟，清板门3~5分钟，清四横纹1~3分钟，清肝经1分钟，清天河水1分钟，揉迎香穴1~3分钟，顺时针摩腹3分钟，揉肺俞、脾俞、肝俞1分钟。

配穴：

伴头疼，加开天门、推坎宫；

额头、眉棱骨疼，加揉双侧头临泣（瞳孔直上，入前发际0.5寸）；

颌面部有叩击痛或压痛，加揉双侧四白穴、合谷穴。

2. 配合介质

润肤乳、精油等；

精油选择：小豆蔻、柠檬、雪松、尤加利、月桂叶等，选择1~3种搭配基础油（山茶油、椰子油等）稀释后使用。

【护理注意】

1. 鼻炎患儿要注意避风寒、避免汗后受风，以防外邪侵袭引发鼻炎。

2. 注意饮食忌口，尤其是易生痰湿的甜黏腻、水果、肉类、海鲜等食物；脾胃积热型患儿注意减少进食量，保持肠胃通畅。

3. 鼻涕较多患儿不要用力擤鼻，以防鼻腔分泌物通过耳咽管进入中耳，引发耳部疾病。

4. 鼻炎不只是局部疾病，治疗时不用过于关注鼻腔处理，做好整体调理即可减少鼻炎发作。

5. 过敏性鼻炎的病根不在过敏原，而在孩子自身体质，不建议过多使用抗过敏药物治疗。

6. 鼻炎患儿未发作期间，也可长期做好鼻保健（参考前文保健类手法）。

七、腺样体肥大

【概述】

腺样体，也就是咽扁桃体，位于鼻咽顶壁和后壁交界处，是鼻腔、口腔、咽喉三大交汇之处，是咽淋巴内环的一部分，具有免疫功能，能抵抗病菌的入侵。由于鼻咽部及其毗邻部分或腺样体自身的炎症反复刺激，是腺样体发生病理性增生的疾病。腺样体肥大，引起气道狭窄，是引发孩子张口呼吸、打鼾和腺样体面容的主要原因。

在正常情况下，5~7岁为生理性肥大，青春期后逐渐萎缩，15岁到达成人状态基本消失。

【临床表现】

鼻塞，张口呼吸，睡眠时有鼾声甚至憋气或有腺样体面容，腹胀；面色白，舌淡或胖大，苔水滑；平素喜甜食、肉食、冷饮等。

【治则】

健脾化痰，散结通窍。

【治法】

1. 操作方法

补脾经3~5分钟，清板门3~5分钟，清四横纹1~3分钟，拿列缺1~3分钟，揉曲差3~5分钟，轻拍手太阴肺经循行路线10次，揉迎香1分钟，点按廉泉穴10次（前正中线上，喉结上方，舌骨上缘的凹陷处），向扁桃体方向揉3振1，拿揉颈后三条线（从上至下揉正中线、左线、右线）各3~5遍，拿后颈部肌肉10遍，点揉肺俞1分钟。

2. 配合介质

润肤乳、精油等；

精油选择：小豆蔻、芫荽籽、雪松、乳香、丝柏等，选择1~3种搭配基础油（山茶油、椰子油等）稀释后涂抹使用；配合月桂叶、尤加利、冷杉、迷迭香等，通过吸嗅的方式熏香。

【护理注意】

1. 腺样体肥大会引起血氧饱和度下降，影响儿童大脑发育及身体发育，同时还会出现腺样体面容（上颌骨变长、腭骨高拱、牙列不齐、唇厚、龅牙等），因此家长若发现孩子常张口呼吸、打鼾、常鼻塞等，要及时治疗。

2. 腺样体是儿童重要的免疫器官，一般不主张切除，切除后不仅会影响孩子免疫力，还会再次复发。

3. 中医治疗本病效果佳，需家长配合，长期坚持。

4. 腺样体肥大患儿常同时伴有鼻炎、湿疹、过敏体质、易感冒等症，与其素体脾虚痰湿有关。饮食上需要忌口，尤其是易生痰湿的甜黏腻食物、水果、肉类、海鲜等。

八、口疮

【概述】

口疮，又称口腔溃疡，是指发生在口舌及口腔黏膜上的淡黄或灰白小溃疡，局部多有灼热疼痛。此症范围广，凡在口腔、颊、腭、唇舌、黏膜发生点状或融合成片状溃疡性损害的病变，均属本病范畴。

口疮为儿童常见口腔疾病，一年四季均可发病。本病可单独发生或在机体抵抗力降低时伴发，多与饮食失调或发热疾患有关。

（一）风热在表

【临床表现】

唇舌或两颊内出现疮疹、溃疡、红肿、疼痛、流涎，伴发热、恶寒、咽红、咳嗽、大便干，舌尖红，面色晦暗。

【治则】

疏风解表清热。

【治法】

1. 操作方法

揉小天心3~5分钟，揉乙窝风3~5分钟，清肺经1~3分钟，清板门1~3分钟，清四横纹1~3分钟，清天河水1~3分钟，掐少商、合谷5次，揉大椎2分钟。

2. 配合介质

爽身粉、润肤乳、精油等。

精油选择：冷杉、茶树、月桂叶、薄荷等，选择1~3种搭配基础油（山茶油、椰子油等）稀释后使用；可搭配薰衣草、没药稀释后涂抹患处。

（二）脾胃积热

【临床表现】

口腔溃疡面较多或满口糜烂，根脚红赤，溃疡面上有白色分泌物，疼痛拒食，夜卧不安，口臭流涎，牙龈红肿，唇红，大便干结；舌质红，苔黄或黄腻。

【治则】

通腑泄热。

【治法】

1. 操作方法

清补脾经3分钟，清板门5分钟，揉小天心3~5分钟，清四横纹3~5分钟，清大肠1~3分钟，揉膊阳池1分钟，清天河水1~3分钟。

配穴：大便燥结难解、发热者，可加退六腑。

2. 配合介质

爽身粉、润肤乳、精油等。

精油选择：小豆蔻、柠檬、莱姆、罗勒、绿薄荷等，选择1~3种搭配基础油（山茶油、椰子油等）稀释后使用；可搭配薰衣草、没药稀释后涂抹患处。

（三）虚火上浮

【临床表现】

舌上、口腔黏膜糜烂或溃疡、色红疼痛，流涎，饮食困难，烦躁不安，腹胀，手脚心浮热；素体阳虚而过食寒凉或足底、腹部受凉，阳虚而致无根之火上浮。

【治则】

引火归元，交通心肾。

【治法】

1. 操作方法

揉小天心3~5分钟，揉总筋1~3分钟，补肾经1~3分钟，揉掌小横纹1~3分钟，清板门1~3分钟，逆时针揉神门穴1分钟（位于腕部，腕掌侧横纹尺侧端，尺侧腕屈肌腱的桡侧凹陷处），顺时针揉太溪穴1~3分钟，擦涌泉穴1~3分钟至足底发热。

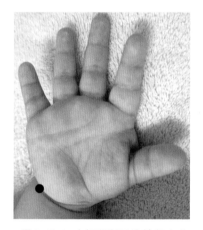

图5-5-1　（如图所示为神门穴）

2. 配合介质

爽身粉、润肤乳、精油等；

精油选择：肉桂、乳香、岩兰草等，选择1~3种搭配基础油（山茶油、椰子油等）稀释后使用；可搭配薰衣草、没药稀释后涂抹患处。

【护理注意】

1. 注意饮食节制，清淡饮食，减少辛辣刺激、油腻肥厚之物摄入。

2. 调节膳食均衡，减少肉食，增加蔬菜、粗粮等。

3. 口疮是心、脾、胃、肾脏腑功能失调的局部表现，而口疮刺激又可进一步使内脏失调。因此在处理时，不可仅针对局部用药，要注重整体体质调理，治其本而撤其源。

4. 热证型口疮实为寒热错杂，虽要清热泻火，但不能一清到底，要固护脾胃，后期也应加以调理。

九、鹅口疮

【概述】

鹅口疮是小儿常见的一种病症，以口腔、舌上布满白屑，状如鹅口为特征。多由白色念珠菌感染引起，因其色白如雪，又称雪口。本病多见于初生儿、营养不良及泄泻、长期使用抗生素或类固醇激素的患儿。

（一）心脾积热

【临床表现】

口腔舌面布满白屑，周围红色较重，面赤唇红，烦躁不宁，吮乳啼哭或伴发热、口干或渴，大便秘结，小便短赤，舌质红，舌苔黄厚。

【治则】

清泻心脾之热。

【治法】

1. 操作方法

揉小天心3~5分钟，补肾经3分钟，清天河水2分钟，揉总筋2分钟，清小肠2分钟，逆运内八卦2分钟，清四横纹2分钟，清补脾经3分钟，清板门3分钟，揉掌小横纹2分钟。

2. 配合介质

爽身粉、润肤乳、精油等；

精油选择：柠檬、小豆蔻、芫荽籽、乳香等，选择1~3种搭配基础油（山茶油、椰子油等）稀释后使用；可搭配茶树、没药稀释后涂抹患处。

（二）虚火上浮

【临床表现】

口腔白屑散在，周围红而不重或口舌糜烂，形体怯弱，神疲困倦，面白颧红，口干不渴或大便稀薄；素体阳虚而过食寒凉或足底、腹部受凉，阳虚而致无根之火上浮。

【治则】

引火归元。

【治法】

1. 操作方法

补肾经5分钟，揉二马1~3分钟，清板门3分钟，揉小天心3分钟，揉掌小横纹2分钟，清四横纹2分钟，揉总筋1分钟，点关元、气海、太溪各1分钟，擦涌泉1~3分钟。

2. 配合介质

爽身粉、润肤乳、精油等；

精油选择：肉桂、乳香、岩兰草等，选择1~3种搭配基础油（山茶油、椰子油等）稀释后使用；可搭配茶树、没药稀释后涂抹患处。

【护理注意】

1. 注意饮食节制，清淡饮食，减少辛辣刺激、油腻肥厚之物摄入。

2. 调节膳食均衡，减少肉食，增加蔬菜、粗粮等。

3. 注意儿童口腔清洁，哺乳的奶瓶及乳头均应保持清洁，防止损伤口腔黏膜及真菌感染。

4. 因广谱抗生素所致的鹅口疮应设法停药。

十、脘腹痛

【概述】

腹痛是指胃脘以下、肚脐四周及耻骨以上部位发生疼痛，包括大腹痛、脐腹痛、少腹痛及小腹痛。大腹痛是胃脘以下，脐部以上腹部疼痛；脐腹痛是指脐周围痛；少腹痛是指小腹部的两侧或一侧痛；小腹痛是指脐以下腹部正中的疼痛。

腹痛是儿科常见症状之一，涉及的疾病范围很广，包括肠系膜淋巴结炎等，本节所讨论的主要内容是指无外科急腹症指征的小儿腹痛。以感受寒邪、乳食积滞、脏气虚冷、气机阻滞、蛔虫扰动为发病因素。

（一）寒滞腹痛

【临床表现】

腹部疼痛，阵阵发作，痛处喜暖，得温较舒、遇寒痛甚，肠鸣重，面色苍白，额冷汗出，唇色暗，四肢冷或伴呕吐、腹泻等，舌苔多白滑。

【治则】

温中祛寒，行气止痛。

【治法】

1. 操作方法

补脾经5分钟，揉乙窝风3分钟，揉外劳宫3分钟，推上三关1~3分钟，逆运内八卦1~3分钟，挤捏神阙上下左右四点（每点以出痧为度），拿肚角5~7次，揉公孙穴1分钟（在足内侧缘，当第1跖骨基底的前下方，赤白肉际处，图5-6-1所示为揉公孙）。

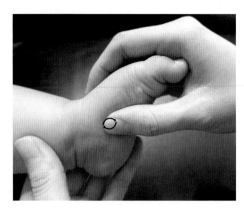

图5-6-1

2. 配合介质

爽身粉、润肤乳、精油等；

精油选择：黑胡椒、小茴香、姜、丁香等，选择1~3种搭配基础油（山茶油、椰子油等）稀释后使用，可配合热敷。

（二）乳食积滞

【临床表现】

腹部胀满、腹痛，按之痛甚，嗳气反酸，口气酸臭，不思饮食，时时矢气，大便臭或腹痛欲泻、泻后痛减，时有呕吐，吐物酸馊，夜卧不宁，时时啼哭，唇红，舌苔多厚腻。

【治则】

消食导滞，运脾理气。

【治法】

1. 操作方法

清补脾经3~5分钟，清板门5分钟，逆运内八卦3~5分钟，清四横纹1~3分钟，清大肠1~3分钟，揉足三里5~9次，分推腹阴阳1~3分钟，点中脘1分钟，点天枢1分钟，顺时针揉腹2分钟，拿肚角5次。

2. 配合介质

爽身粉、润肤乳、精油等；

精油选择：山鸡椒、野橘、佛手柑、绿薄荷等，选择1~3种搭配基础油（山茶油、椰子油等）稀释后使用。

（三）虚寒腹痛

【临床表现】

腹痛绵绵，时作时止，痛处喜温喜按，面色㿠白，精神倦怠，手足冷，乳食减少或食后腹胀，大便稀或便难，舌淡。

【治则】

温中补虚，益气止痛。

【治法】

1. 操作方法

补脾经5分钟，清板门3~5分钟，推上三关1~3分钟，揉乙窝风1~3分钟，揉外劳宫1~3分钟，摩腹顺时针3~5分钟，逆时针1分钟，拿肚角5次，横擦脾俞、肾俞1分钟以透热为度（见图5-7-1），轻揉公孙穴1分钟。

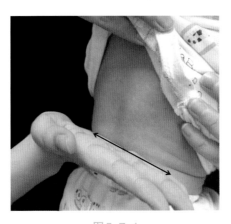

图5-7-1

2. 配合介质

爽身粉、润肤乳、精油等；

精油选择：黑胡椒、小茴香、姜、丁香、肉桂等，选择1~3种搭配基础油（山茶油、椰子油等）稀释后使用；可配合热敷。

（四）虫积腹痛

【临床表现】

腹痛突然发作，以脐周痛为甚，时痛时止，有时可见腹壁条索状物，时隐时现，面黄肌瘦，食欲不佳或偏食异物；如有蛔虫窜行胆道，则痛如钻顶或伴呕吐；有便虫史，大便镜检有虫卵。

【治则】

温中行气，安蛔止痛。

【治法】

1. 操作方法

揉乙窝风5分钟，揉外劳宫3分钟，推上三关1~3分钟，拿肚角5~6次，先摩腹、再揉腹5分钟，揉肝俞、胆俞及背部压痛点各1分钟。

配穴：蛔虫窜行胆道者，加按揉胆囊穴（在小腿外侧上部，腓骨小头前下方凹陷处直下2寸，如图5-8-1所示为按揉胆囊穴）。

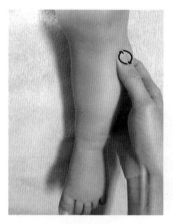

图5-8-1

2. 配合介质

爽身粉、润肤乳、精油等；

精油选择：黑胡椒、小茴香、丁香等，选择1~3种搭配基础油（山茶油、椰子油等）稀释后使用。

3. 辅助食疗

乌梅汁：乌梅3g，加水煎取浓汁，再兑入陈醋15g，混匀后予发作之时一次服下。

（五）气滞腹痛

【临床表现】

打骂训斥儿童，因故哭闹，家人抑制使其不能发泄或强以乳食，迫使儿童止哭入睡，睡中时作痉挛性长息，易患胸胁痛或腹痛，痛时身体扭动或见呃逆。

【治则】

理气止痛。

【治法】

1. 操作方法

清肝经3~5分钟，清四横纹3~5分钟，逆运内八卦1~3分钟，顺时针摩腹5分钟，按弦走搓摩3~5分钟。

2. 配合介质

爽身粉、润肤乳、精油等；

精油选择：佛手柑、野橘、红橘、玫瑰等，选择1~3种搭配基础油（山茶油、椰子油等）稀释后使用。

【护理注意】

1. 腹痛的患儿应根据病因进行相应的饮食调护。食积腹痛的儿童要控制饮食，避免暴饮暴食；虫积腹痛的儿童，忌吃甜食，适当吃一些酸性食物；虚寒腹痛的儿童，避免进食生冷、瓜果、海鲜，可适当使用一些带辛香料的食物。

2. 避免感受风寒，并注意腹部保暖，减少生冷、凉饮、瓜果，以免寒邪导致腹痛。

3. 寄生虫所致腹痛，要先安虫，痛止、患儿一般情况好转后，再驱虫。

4. 剧烈腹痛及持续性腹痛应卧床休息，随时查腹部体征及辅助检查，以明确诊断、及时处理。

5. 消除恐惧心理，尤其气滞腹痛儿童，应避免情绪激动和精神刺激。

十一、腹胀

【概述】

腹胀是以脘腹胀满为特征的一种病症，腹部外形胀大而触之无积聚、痞块或按之顶手、拍之如鼓或自感胀满而腹部不大。本病可继发于多种疾病之中，亦可单独出现。多种因素可致腹胀，如外感（受寒、湿热）、饮食（积滞、生冷）、情志（惊吓、恼怒）、正虚（脾肾阳虚）等因素。治疗腹胀时要分清寒热虚实，分清功能性与器质性。功能性腹胀预后良好，器质性病变如感染、中毒、急腹症等发生的腹胀，需及时就医治疗。

（一）寒厥腹胀

【临床表现】

腹胀如鼓（拍之如充气篮球般空响），得温较舒、遇寒加重，唇周青，四肢冷或伴呕吐、便难等，舌苔多白滑，有光脚踩地、腹部受凉史。

【治则】

温中祛寒，行气消胀。

【治法】

1. 操作方法

补脾经5分钟，揉外劳宫3分钟，揉乙窝风1~3分钟，推上三关1~3分钟，逆运内八卦1~3分钟，敷神阙（家长用手掌搓热后热敷）3分钟，顺时针轻摩腹5分钟，揉太白、公孙、太溪穴1分钟。

2. 配合介质

爽身粉、润肤乳、精油等；

精油选择：黑胡椒、小茴香、姜、丁香等，选择1~3种搭配基础油（山茶油、椰子油等）稀释后使用，可配合热敷。

3. 其他外治法

花椒3~5g煮水泡脚10~15分钟。

（二）湿热腹胀

【临床表现】

脘痞腹胀，头昏身重，胸闷，不饥，身热汗出不解，口渴不欲饮，大便臭秽或便溏不爽，舌质红、舌苔厚腻；多见于夏季。

【治则】

清热利湿，行气导滞。

【治法】

1. 操作方法

清补脾经3~5分钟，清板门3~5分钟，揉小天心1~3分钟，逆运内八卦1~3分钟，清四横纹1~3分钟，分推腹阴阳2分钟，点中脘、天枢各1分钟，顺时针摩腹2分钟，掐揉足三里5~7次。

2. 配合介质

爽身粉、润肤乳、精油等；

精油选择：莱姆、佛手柑、绿薄荷、广藿香等，选择1~3种搭配基础油（山茶油、椰子油等）稀释后使用。

（三）食积腹胀

【临床表现】

脘腹胀满，痞块拒按，嗳气、反酸，腹痛肠鸣或痛则欲泻、泻后痛减，大便酸臭或秘结，睡卧不宁，手足心热，舌苔白厚或白腻，山根青筋横截，眼袋暗紫，唇红。

【治则】

消食导滞，调中行气。

【治法】

1. 操作方法

清补脾经3~5分钟，清板门5分钟，逆运内八卦3~5分钟，清四横纹1~3分钟，清大肠1~3分钟，分推腹阴阳1~3分钟，点中脘1分钟，点天枢1分钟，顺时针揉腹3~5分钟，掐揉足三里5~7次，。

配穴：呕吐者，加推天柱骨。

2. 配合介质

爽身粉、润肤乳、精油等；

精油选择：小豆蔻、野橘、佛手柑、绿薄荷等，选择1~3种搭配基础油（山茶油、椰子油等）稀释后使用。

（四）气结腹胀

【临床表现】

情绪抑郁，面青、鼻唇沟青，胸闷胁痛，不思饮食或腹痛、部位不定，可牵引腰及小腹，气聚胀而见形，气散则无迹；年幼儿有惊吓或遭打骂训斥史，年长儿有情志不畅、肝气郁结之诱因。

【治则】

疏肝解郁，行气消胀。

【治法】

1. 操作方法

揉小天心3~5分钟，清肝经1~3分钟，平肝清肺1~3分钟，逆运内八卦1~3分钟，按弦走搓摩1~3分钟，顺时针摩腹3分钟，分推腹阴阳1~3分钟，掐揉足三里5~7次，揉肝俞、脾俞各1分钟。

2. 配合介质

爽身粉、润肤乳、精油等；

精油选择：佛手柑、野橘、薄荷、玫瑰等，选择1~3种搭配基础油（山茶油、椰子油等）稀释后使用。

（五）脾虚腹胀

【临床表现】

腹部胀满，不思饮食，食则腹胀，腹满喜按或伴消瘦、肌肉松软，困乏无力，面色萎黄，大便溏薄夹不消化食物残渣，舌质淡。

【治则】

健脾益气，佐以消导。

【治法】

1.操作方法

补脾经5分钟，清板门3~5分钟，揉外劳宫3分钟，推上三关1分钟，逆运内八卦1~3分钟，顺时针摩腹3~5分钟，揉脾俞、胃俞、肾俞各1分钟，揉足三里5~7次，轻揉公孙穴1分钟。

2.配合介质

爽身粉、润肤乳、精油等。

精油选择：黑胡椒、小茴香、姜、丁香、肉桂等，选择1~3种搭配基础油（山茶油、椰子油等）稀释后使用；可配合热敷。

【护理注意】

1.注意饮食卫生，保持饮食节制，忌黏腻、肥厚、生冷之物。

2.避免足底及腹部受凉，尤其是长期腹胀如鼓的儿童，可用香料类温性精油稀释后涂抹在腹部及肚脐。

3.预防外感，夏秋季防暑湿，冬春季防风寒。

4.保持儿童身心健康，避免精神刺激，以免惊吓或气机内郁产生腹胀。

5.新生儿腹胀、伴溢奶，也与喂养姿势不当有关，调整喂奶方法或以飞机抱形式即可缓解。

十二、呕吐

【概述】

呕吐是小儿时期的一种消化系统常见症状，在很多疾病过程中均可出现，由于胃失和降、气逆于上所致，以乳食由胃经口而出为特征。有声有物谓之呕，有物无声谓之吐，有声无物谓之哕。由于呕、吐同时发生，故合称呕吐。

外感、内伤、惊吓及其他脏腑疾病等，均可导致脾胃功能紊乱而致呕吐。如能及时治疗，预后良好。

新生儿吐乳多因喂养不当，乳食无节或受寒引起。小儿哺乳后，乳汁随口角溢出，称为"溢乳"，一般不属病态，改进喂奶方法即可。

（一）胃寒呕吐

【临床表现】

呕吐物夹杂不消化的饮食物，清稀不臭，起病缓，时吐时止，食久方吐，形寒肢冷，腹痛绵绵，神疲或伴肠鸣、腹泻，泻而清稀，面色青或㿠白，鼻塞、黯无泽，鼻唇周色青。如面色晦，伴鼻塞，为风寒呕吐。

【治则】

温中降逆，调中止呕。

【治法】

1. 操作方法

补脾经5分钟，揉外劳宫3分钟，揉乙窝风1~3分钟，推上三关1分钟，逆运内八卦1~3分钟，分推手阴阳1~3分钟，从天突至中脘向下轻抚1分钟，揉足三里、太白、公孙穴1分钟，推天柱骨1~3分钟。

2. 配合介质

爽身粉、润肤乳、精油等；

精油选择：黑胡椒、小茴香、姜、丁香等，选择1~3种搭配基础油（山茶油、椰子油等）稀释后使用，可配合热敷。

3. 其他外治法

花椒3~5g煮水泡脚10~15分钟。

（二）伤食呕吐

【临床表现】

呕吐酸馊乳块或不消化食物，口气臭秽，不欲饮食，伴腹胀腹痛，吐后胃部舒适，大便酸臭，面色微黄，山根处有青筋横截，鼻头色泽俱差，苔厚腻。

【治则】

消食导滞，调中降逆。

【治法】

1. 操作方法

清补脾经3~5分钟，清板门3~5分钟，逆运内八卦3~5分钟，清四横纹1~3分钟，分推腹阴阳1~3分钟，点中脘1分钟，顺时针揉腹3~5分钟，掐揉足三里5~7

次，推天柱骨1~3分钟。

配穴：便秘者，加清大肠、清肺经。

2. 配合介质

爽身粉、润肤乳、精油等；

精油选择：小豆蔻、野橘、佛手柑、绿薄荷等，选择1~3种搭配基础油（山茶油、椰子油等）稀释后使用。

（三）胃热呕吐

【临床表现】

食入即吐，吐物如黄黏水，酸臭或苦味，多似喷射性，口渴喜冷饮，烦躁少寝，小便短赤，大便臭秽或秘结，身热面赤，鼻头色稍红燥，唇干红，舌红苔黄。

【治则】

清热和胃，降逆止呕。

【治法】

1. 操作方法

清补脾经3~5分钟，清胃经3~5分钟，清板门3~5分钟，揉小天心1~3分钟，逆运内八卦1~3分钟，清四横纹1~3分钟，分推腹阴阳2分钟，推天柱骨1~3分钟。

配穴：便秘者，加清大肠、清肺经。

2. 配合介质

爽身粉、润肤乳、精油等；

精油选择：莱姆、柠檬、绿薄荷等，选择1~3种搭配基础油（山茶油、椰子油等）稀释后使用。

（四）惊恐呕吐

【临床表现】

暴受惊恐或跌扑惊吓之后，爆发性频繁吐清涎，烦躁不安，神态紧张，睡卧不宁，易哭闹惊醒，鼻梁处可见青筋，脉搏或小天心处跳动明显。

【治则】

镇惊止呕。

【治法】

1. 操作方法

揉小天心3~5分钟，平肝清肺1~3分钟，清板门1~3分钟，逆运内八卦1~3分钟，分推手阴阳1~3分钟，按弦走搓摩1~3分钟，推天柱骨1~3分钟，抚脊1~3分钟。

配穴：惊吓严重者，加掐揉五指节5~7次。

2. 配合介质

爽身粉、润肤乳、精油等；

精油选择：红橘、罗马洋甘菊、薰衣草等，选择1~3种搭配基础油（山茶油、椰子油等）稀释后使用。

【护理注意】

1. 喂养时注意节制和方法，饮食宜清淡，不进辛辣、油腻、生冷寒凉、有异味的食物及药物。

2. 病重者禁食，病轻者及恢复期宜食易消化新鲜食物，定时定量，不宜过饱，禁食刺激、油腻、生冷等食物。

3. 婴幼儿呕吐时，切不可仰卧，以免呕吐物呛入气管，造成窒息或吸入性肺炎。

4. 治疗同时要明确病因及诊断，如是炎症、器质性疾病，应及时就医，以免误诊。

5. 哺乳期妈妈在喂奶时保证宝宝充分包裹到乳晕处，且哺乳不要过急，可减少空气进入腹中，防止腹胀、呕吐的出现。吃完奶后，家长将孩子竖抱，轻拍孩子背部，使吸入的空气排出再让其平卧。

十三、善食易饥

【概述】

善食易饥是指儿童多食且易饥饿，食量大却不长肉，大便干，面黄少华。多因素体脾虚加之胃中积滞引起，是一种假胃火象之下的食欲过亢。本病极易被忽视，家长误认为孩子吃得越多越好或督促孩子多食、快食。善食易饥若不及时纠正，会进一步发展为疳积，影响儿童营养吸收和生长发育，因此应引起家长重视。

【临床表现】

小儿多食，易饥饿，体瘦，精神好，好动，觉少或睡中向上窜，大便干，小便黄，面色少华，鼻头色暗，鼻孔干或流脓涕，舌质红，唇红，手足心热。

【治则】

清胃肠之热，和中助消化。

【治法】

1. 操作方法

清板门6分钟，清补脾经5分钟，清四横纹5分钟，顺运内八卦3分钟，清大肠3分钟，清肺经3分钟，清天河水1分钟，顺时针摩腹3~5分钟，揉足三里、太白穴各1分钟。

2. 配合介质

爽身粉、润肤乳、精油等；

精油选择：野橘、柠檬、莱姆、芫荽籽等，选择1~3种搭配基础油（山茶油、椰子油等）稀释后使用。

【护理注意】

1. 本症的出现都有一个过程，往往在此症之前都有一段被迫多食、快食的经历，因此家长应调整喂养方式，养成良好进食习惯。

2. 本症并非纯实证，不可过多使用消食化积的药物或食疗方，以防损伤中气，而加重病情。

十四、积滞（消化不良）

【概述】

积滞是指儿童内伤乳食，停滞中焦，积而不化，气滞不行所形成的脾胃疾患；以不思乳食，腹部胀满疼痛，食而不化，嗳腐吞酸，大便不调为特征，与西医消化不良的临床主要表现相似。

《医宗金鉴·幼科杂病心法要诀》云："夫乳与食，小儿资以养生者也……若父母过爱，乳食无度，则宿食不消而成疾矣。"

积滞与伤食、疳证等关系密切。若伤于乳食，经久不愈，病情进展，可变成"积"；积久不消，迁延失治，影响儿童营养吸收和生长发育，形体日渐羸瘦，可转化成"疳"。故前人有言"积为疳之母，无积不成疳"。

（一）乳食内积

【临床表现】

食欲不振，呕吐乳块或呕吐酸腐食物，腹胀腹痛，小便短黄或米泔，大便酸臭，便秘或兼发热，手足心热，烦躁多啼，夜卧不安，鼻梁青筋横截，唇红，舌红苔腻。

【治则】

消食导积滞，和中健脾胃。

【治法】

1. 操作方法

清板门6分钟，清补脾经5分钟，清四横纹5分钟，顺运内八卦3分钟，清大肠3分钟，清肺经3分钟，清天河水1分钟，按弦走搓摩1分钟，顺时针揉腹3分钟，分推腹阴阳、点中脘、点天枢各2分钟，掐揉足三里5~7次。

推2~3次后症状好转，可改为调中健脾胃。

2. 配合介质

爽身粉、润肤乳、精油等；

精油选择：野橘、柠檬、莱姆、芫荽籽等，选择1~3种搭配基础油（山茶油、椰子油等）稀释后使用。

（二）脾虚夹积

【临床表现】

面色萎黄，鼻头色暗，鼻唇周青白，困倦乏力，夜卧不安，不思饮食，食则饱胀，腹满喜按，呕吐酸馊，大便夹不消化食物、气味酸臭，便溏或便难，唇舌色淡。

【治则】

健脾助运，消补兼施。

【治法】

1. 操作方法

补脾经5分钟，逆运内八卦3分钟，揉板门3分钟，揉外劳宫3分钟，分推手阴阳1~3分钟，推上三关1分钟，摩腹顺时针3分钟、逆时针1分钟，分推腹阴阳1~3分钟，点中脘、脾俞、足三里、太白各1分钟。

2. 配合介质

爽身粉、润肤乳、精油等；

精油选择：小豆蔻、野橘、山鸡椒、芫荽籽等，选择1~3种搭配基础油（山茶油、椰子油等）稀释后使用。

【护理注意】

1. 乳食要定时定量，不宜过饱，晚餐宜清淡，睡前不进乳食。

2. 随儿童年龄增长给予相适应的辅食，要按时逐渐、逐样增加，切忌过早、过多、偏食。

3. 不吃零食，纠正偏食，少吃甜黏腻食物及饮料，不进滋补品。

4. 本病多寒热错杂、虚实夹杂，不可过多使用消食化积或清热药物和食疗方，以防损伤中气。

十五、疳病

【概述】

疳病是由于喂养不当或多种疾病的影响，使脾胃受损、气液耗伤而引起的一种内伤性病症。临床表现为形体消瘦，饮食异常，精神不振，烦躁不宁，面黄发枯，大便不调。疳病又称"疳积"，是虚实并见的夹杂证候，所以有"无积不成疳"及"疳之为病，皆虚使然"。疳病不治，可传余脏，除脾胃之外，他脏亦受影响，甚至合并其他疾病而危及生命。故古人将疳病列为儿科四大要证之一（痧、痘、惊、疳）。

多种原因可致疳病，常见的有伤食、正虚、用药过度（寒凉、攻伐、峻下之品为主）等因素。疳病包括西医的小儿营养不良和多种维生素缺乏症。

（一）疳气（初期）

【临床表现】

形体略见消瘦，面黄少华，食欲不振或食多、便多，大便干或不调，精神不振，好发脾气，舌苔腻。

【治则】

调和脾胃，益气助运。

【治法】

1. 操作方法

清补脾经5分钟，清板门5分钟，逆运内八卦3分钟，清四横纹2分钟，揉外劳宫3分钟，平肝经3分钟。

2. 配合介质

爽身粉、润肤乳、精油等；

精油选择：野橘、柠檬、芫荽籽、小豆蔻等，选择1~3种搭配基础油（山茶油、椰子油等）稀释后使用。

（二）疳积（中期）

【临床表现】

形体消瘦明显，脘腹胀满，甚至青筋暴露，面色萎黄，鼻头、鼻翼色黯无华，毛发稀黄成绺或结穗，烦躁或见揉眉挖耳，吮指磨牙，食欲减退或善食易饥，大便下虫或嗜食生米、泥土等异物，舌质淡，苔黄腻。

【治则】

消积理脾，和中清热。

【治法】

1. 操作方法

清补脾经8分钟，清板门5分钟，逆运内八卦3分钟，清四横纹2分钟，揉外劳宫1~3分钟，平肝经1~3分钟，补肾经1~3分钟，清天河水1分钟，分推腹阴阳

1分钟，点中脘、天枢各1分钟，顺时针摩腹2分钟。

2. 配合介质

爽身粉、润肤乳、精油等；

精油选择：小豆蔻、野橘、山鸡椒、芫荽籽等，选择1~3种搭配基础油（山茶油、椰子油等）稀释后使用。

（三）干疳（晚期）

【临床表现】

极度消瘦，皮包骨头，面黄青晦暗，鼻色晦暗无泽，呈小老人貌，皮肤干枯有皱纹，精神萎靡，啼哭无力，且少泪或肢体浮肿或见紫癜、血衄、齿龈出血等，舌淡或光红少津。

【治则】

此型较重，需就医治疗，疾病改善后，可通过推拿扶正。

【护理注意】

1. 饮食有节，定时定量，纠正零食、偏食及进食不均、暴饮暴食的不良习惯。

2. 疳病在疳气及疳积阶段推拿效果明显；若体质差兼合并症或干疳，应及时送医治疗；在患儿恢复期进行推拿扶正的效果优于西医。

十六、厌食

【概述】

厌食是指较长时期内食欲不振，甚至拒食的一种病症。本病由于饮食不规律或喂养不当或过食高营养的滋补食品，导致脾胃不和，受纳运化失职。城市儿童较多见，发病没有明显季节性，但夏季暑湿当令，易于困遏脾气，使其症状加重。

厌食患儿一般精神状态均较正常，病程长者也有面色少华、身体消瘦等症状，但与疳病的脾气急躁并精神萎靡症状不同，一般预后良好。

（一）脾失健运

【临床表现】

厌恶进食，食不知味，常伴有嗳气、泛恶、胸闷脘痞，大便不畅；若强迫进食或偶有多食则脘腹胀满。

【治则】

调和脾胃，助运化。

【治法】

1. 操作方法

清补脾经5分钟，逆运内八卦3分钟，清四横纹2分钟，揉乙窝风2分钟，揉小天心1分钟，分推腹阴阳1分钟，点中脘、天枢各1分钟，顺时针摩腹3分钟。

2. 配合介质

爽身粉、润肤乳、精油等；

精油选择：野橘、柠檬、红橘、佛手柑等，选择1~3种搭配基础油（山茶油、椰子油等）稀释后使用。

（二）脾胃气虚

【临床表现】

不思饮食，食不知味，形体消瘦，面色少华，精神不振，食少便多，大便散，内夹有未消化食物，易出汗，易患外感，舌体胖嫩，舌质淡。

【治则】

健脾益气，佐以助运。

【治法】

1. 操作方法

清补脾经4分钟，清板门3分钟，逆运内八卦3分钟，清四横纹2分钟，揉外劳宫1~3分钟，补肾经1~3分钟，揉小天心1分钟，分推腹阴阳1分钟，摩腹顺时针、逆时针各2分钟。

2. 配合介质

爽身粉、润肤乳、精油等；

精油选择：野橘、山鸡椒、黑胡椒、芫荽籽等，选择1~3种搭配基础油（山茶油、椰子油等）稀释后使用。

（三）脾胃阴虚

【临床表现】

不思饮食，食少饮多，口干舌燥，大便偏干，小便色黄，面色少华，皮肤不润，舌红少津，苔少或花剥。

【治则】

滋脾养胃阴，佐以助运。

【治法】

1. 操作方法

清补脾经3分钟，清板门3分钟，分推手阴阳2分钟，补肾经3分钟，揉二马

1~3分钟，逆运内八卦3分钟，清四横纹2分钟，清天河水1分钟，摩腹顺时针2分钟，掐揉足三里5~7次。

2. 配合介质

爽身粉、润肤乳、精油等；

精油选择：柠檬、莱姆、野橘等，选择1~3种搭配基础油（山茶油、椰子油等）稀释后使用。

【护理注意】

1. 掌握正确喂养方法，饮食有时有度，不过食冷饮；按不同年龄给予适合食物。

2. 食物不要太精细，多吃蔬菜及适当粗粮，增加食物种类。

3. 对患儿不要强加食量，因生病时全身功能降低，脾胃功能也降低，因此不可强迫进食。

4. 使儿童愉快进食，既不要对儿童百依百顺，也不要打骂，不要对学习、生活提出过高要求，不要强制、诱导、打骂、任务进食。

5. 平时不吃零食，饭前不吃水果、糖、饮料、酸奶及甜黏腻、生冷食物。

6. 加强户外活动，可促进胃肠蠕动，帮助消化。

7. 禁止儿童服用补品及补药。

十七、便秘

【概述】

便秘是指大便干燥坚硬，便结不通，排便次数减少或间隔时间延长2~3天以上排便一次或虽便意频而排便困难的一种病症。包括器质性便秘与功能性便秘两大类。本节主要讲功能性便秘，指结肠、直肠未发现明显器质病变而以功能性改变为特征的排便障碍。西医学中，因肠动力缺乏、肠道刺激不足引起的便秘或因腹泻而过服止泻药引起的便秘，均属于本节范畴。

本病在儿科发病率较高，便秘日久会导致腑气不通，浊阴不降，引起腹胀、腹痛、头晕、食欲减退、睡眠不安等，个别儿童由于便时努挣，引起肛裂或脱肛，故要引起家长的注意，及时治疗。

（一）实秘

【临床表现】

大便干结，排便困难，面赤身热，口臭，唇红，小便短赤，胸胁痞满，素来纳食过多或进食快，腹部胀满，手足心热，甚者口舌生疮。

【治则】

顺气行滞，清热通便。

【治法】

1. 操作方法

清板门3~5分钟，清大肠3~5分钟，清四横纹1~3分钟，运水入土3分钟，揉膊阳池2分钟，分推腹阴阳1分钟，点中脘、天枢各1分钟，顺时针揉腹3分钟，推下七节骨1~3分钟以透热为度，揉龟尾1~3分钟。

配穴：

口干口臭、便燥结甚者加退六腑。

伴发热者加清天河水。

因情志不畅引起的气滞便秘加按弦走搓摩，平肝清肺。

2. 配合介质

爽身粉、润肤乳、精油等。

精油选择：野橘、柠檬、红橘、佛手柑等，选择1~3种搭配基础油（山茶油、椰子油等）稀释后使用。

(二）虚秘

【临床表现】

大便时间间隔长，便秘不畅或大便不硬但努挣乏力难下，挣则汗出气短，便后疲乏，神疲懒言，形瘦伴腹中痛，四肢不温，喜温，面色青白或黄，舌淡。

【治则】

健脾益气，温阳通便。

【治法】

1. 操作方法

补脾经5分钟，补肾经3~5分钟，揉外劳宫3分钟，运水入土3分钟，分推腹阴阳、点中脘、点天枢、振神阙各1分钟，顺时针摩腹1~3分钟，推下七节骨1~3分钟以透热为度，揉龟尾1~3分钟。

2. 配合介质

爽身粉、润肤乳、精油等。

精油选择：野橘、山鸡椒、黑胡椒、芫荽籽等，选择1~3种搭配基础油（山茶油、椰子油等）稀释后使用。

【护理注意】

1. 饮食宜清淡，多吃蔬菜，主食不宜太精细，适当添加粗粮，避免进食黏腻、难消化的食物。

2. 饮食量不宜过大且饮食有节制。

3. 养成定时排便的习惯。

4. 不建议使用开塞露通便，若大便多日未排，可用蜂蜜栓纳入助排便，但不能常用，以免产生依赖性。

5. 便秘并非都是实热证，不建议用寒凉水果（如香蕉、火龙果等）及寒凉药物通便，以防损伤脾胃阳气，形成反复便秘。

十八、泄泻（腹泻）

【概述】

泄泻是以大便次数、数量增多，便质稀薄，甚如水样为特征的一种儿科常见病。多种原因可致本病，以外感、食伤、正虚因素多见。一年四季均可发病，以夏秋季占多数，因夏秋季儿童脾胃易受暑湿、风寒和饮食所伤。患儿越小，发病几率越高且越重。小儿泄泻，既耗阴液，又伤阳气，故应及时处理。

6个月内的小婴儿，除大便次数增多外，食欲好，不呕吐，生长发育不受影响，为生理性腹泻，1周岁后基本正常。

（一）风寒湿泻

【临床表现】

泻物清稀多泡沫，便色淡黄，臭气不重，肠鸣腹痛，喜按喜暖，常伴鼻塞、流涕、恶寒、发热等受寒症状，面色晦。

【治则】

解表散寒，温中化湿止泻。

【治法】

1. 操作方法

揉乙窝风5分钟，揉外劳宫5分钟，清补大肠1~3分钟，推上三关1~3分钟，摩腹3分钟，点天枢1分钟，热敷肚脐1~3分钟，揉龟尾1分钟，工字搓背1~3分钟。

2. 配合介质

爽身粉、润肤乳、精油等；

精油选择：黑胡椒、肉桂、小豆蔻、姜等，选择1~3种搭配基础油（山茶油、椰子油等）稀释后使用，可配合热敷。

（二）湿热泻

【临床表现】

起病急，腹痛即泻，泻势急迫，便下稀薄或蛋花样便，色黄而气味臭秽或夹黏液，肛门灼热，发热烦闹，口渴喜饮，舌红苔黄腻。

【治则】

清热利湿，调中止泻。

【治法】

1. 操作方法

揉乙窝风3~5分钟，清补脾经3~5分钟，清板门3分钟，清小肠1~3分钟，清大肠1~3分钟，清天河水1分钟，顺时针摩腹3分钟，推下七节骨1分钟（推1~2次后停用），揉天枢、龟尾各1分钟。

2. 配合介质

爽身粉、润肤乳、精油等；

精油选择：野橘、柠檬、小豆蔻、芫荽籽、牛至等，选择1~3种搭配基础油（山茶油、椰子油等）稀释后使用。

（三）伤食泻

【临床表现】

大便稀溏，夹有乳块或食物残渣，气味酸臭或如臭鸡蛋味，脘腹胀满，泻前哭闹，泻后痛减，口臭或伴呕吐酸馊，夜卧不安，面色微黄，鼻梁处青筋横截，苔后或垢腻。

【治则】

消食导滞，调中止泻。

【治法】

1. 操作方法

清补脾经3~5分钟，清胃经3~5分钟，清大肠1~3分钟，逆运内八卦1~3分钟，清四横纹1~3分钟，分推腹阴阳2分钟，点中脘、天枢各1分钟，顺时针揉腹1~3分钟，揉龟尾1分钟。

2. 配合介质

爽身粉、润肤乳、精油等；

精油选择：野橘、柠檬、小豆蔻、芫荽籽等，选择1~3种搭配基础油（山茶油、椰子油等）稀释后使用。

（四）脾虚泻

【临床表现】

大便稀溏，夹杂未消化食物，食后即泻，色淡不臭，多食则脘腹胀满、多便，病情迁延，时轻时重，食欲不振，个别患儿食欲过亢，面色萎黄，甚至发黄成绺，神疲倦怠，睡时露睛，鼻头色黄，舌质淡。

【治则】

健脾益气，温阳止泻。

【治法】

1. 操作方法

补脾经5分钟，推上三关2分钟，清板门3分钟，揉外劳宫5分钟，顺运内八卦3分钟，补大肠1分钟，推上七节骨1~3分钟以透热为度，揉龟尾1分钟，揉脾俞、足三里、太白、公孙穴各1分钟，捏脊1~3遍。

配穴：

脾肾阳虚者、命门火不足，可见久泻不止、食入即泻、形寒肢冷，加补肾经、擦肾俞、关元。

有脱肛者，加揉百会、拿列缺、揉关元、龟尾。

2. 配合介质

爽身粉、润肤乳、精油等；

精油选择：黑胡椒、肉桂、小豆蔻、姜等，选择1~3种搭配基础油（山茶油、椰子油等）稀释后使用。

（五）惊泻

【临床表现】

小儿神气怯弱，突闻异声或不慎跌扑，暴受惊恐，面色青白，上额或鼻梁可见青筋，胸腹胀满，肠鸣腹痛，时作哭啼，腹痛则泻、泻后痛减，大便色绿，睡中警惕不安。

【治则】

安神镇静，调中止泻。

【治法】

1. 操作方法

揉小天心5分钟，分推手阴阳3分钟，补肾经3~5分钟，补脾经3~5分钟，清补大肠1~3分钟，清天河水1分钟，点天枢各1分钟，顺时针揉腹1~3分钟，抚脊1~3分钟，揉龟尾1分钟。

2. 配合介质

爽身粉、润肤乳、精油等；

精油选择：红橘、罗马洋甘菊、芫荽籽等，选择1~3种搭配基础油（山茶油、椰子油等）稀释后使用。

【护理注意】

1. 注意饮食卫生，不食肥甘油腻、生冷寒凉、难消化食物；注意饮食节制，不要过饱，不能强制、诱导进食。

2. 注意气候变化，随时增减衣被，避免腹部受凉。

3. 保持臀部清洁及干燥，及时更换尿布以防红臀。

4. 对感染性腹泻要隔离，以防传染。

5. 根据病情给予饮水或补液，可饮稀粥。

6. 腹泻一定要分清虚实，不可盲目止泻，实证腹泻或感染性腹泻，当粪便排出后，症状会得到缓解，若用止泻药物恐留邪在体内。

十九、脱肛

【概述】

脱肛是指肛管、直肠外翻而脱垂于肛门之外的病症。西医称直肠脱垂。儿童较成人发病率高，尤其4岁以下多见，常伴发于其他疾病，因体质虚弱而单纯发病者较少。除体质虚弱外，还有其他诱因，如长期腹泻，脾胃虚弱，中气下陷；或长期便秘；或久咳肺虚（肺与大肠相表里），均可使肛门外脱。

【临床表现】

直肠脱出于肛门外，初起可自行恢复，日久则不能，需用外力；哭闹或咳嗽时加重；多伴有食欲不振，神疲乏力，少气懒言，自汗，面色黄等。

【治则】

益气固涩。

【治法】

1. 操作方法

补脾经5分钟，揉外劳宫5分钟，补大肠3~5分钟，推上三关1~3分钟，顺运内八卦1~3分钟，摩百会1~3分钟，揉关元1~3分钟，推上七节骨1~3分钟以透热为度，揉龟尾1分钟，捏脊3遍。

配穴：

脾肾阳虚，大便稀溏者加补肾经、擦肾俞。

大便干者，加运水入土。

2. 配合介质

爽身粉、润肤乳、精油等；

精油选择：黑胡椒、肉桂、小豆蔻、姜等，选择1~3种搭配基础油（山茶油、椰子油等）稀释后使用。

【护理注意】

1. 对于便秘、腹泻或咳嗽等引起的脱肛，应进行有针对性的治疗。

2. 纠正不良排便习惯：尽量不用蹲位排便，以防直肠脱出。

3. 排便后直肠脱出不能自行回复的患儿，家长可用大拇指轻轻按压脱出的直肠然后稍稍用力将其复位，复位后用棉布等压住肛门。

4. 注意肛周的护理和清洁，鼓励儿童做提肛锻炼。

5. 中气不足的儿童减少长时间做剧烈运动，少做腹压加大的活动如蹲、跳等，以免加重脱肛。

二十、汗证（自汗盗汗）

【概述】

汗证是指在正常生活环境中出现不正常出汗的状况，即在安静状态下、无故而全身或局部汗出过多、甚则大汗淋漓的一种病症。若仅为头额部出汗或刚入睡时微微出汗；或因天气炎热、衣被过暖、剧烈运动、恐惧惊吓、乳食过急等生理性汗出，则无大碍。

所谓汗证是指小儿体虚而致汗出过多，俗称"虚汗"。一般包括自汗、盗汗两种。"盗汗"是指睡中汗出，醒时汗止；"自汗"是指不分寤寐，无故出汗，动则甚益。由于小儿常自汗盗汗并见，与成人有所不同，因此常称汗证。《景岳全书·汗证》说："自汗、盗汗亦各有阴阳之证，不得谓自汗必属阳虚，盗汗必属阴虚也。"

中医对汗证极为重视，认为出汗既可发病又可治病，提示病的转机，又能反映某种疾病的临床表现。故治疗时要辨证，一般不直接止汗，重在寻找导致出汗过多的原因。

（一）表虚不固

【临床表现】

以自汗为主或伴盗汗，汗出以头、肩背部明显，动则益甚；面色少华，神疲乏力，肢端欠温，平时易感冒、打喷嚏、鼻塞等，舌质淡或舌边齿痕。本证见于平素体虚儿童。

【治则】

益气固表，敛汗止汗。

【治法】

1. 操作方法

补脾经5分钟，揉外劳宫3~5分钟，补肺经1~3分钟，揉肾顶1~3分钟，推上三关1~3分钟，揉列缺1分钟，揉太溪1分钟，捏脊3遍。

配穴：

若有鼻塞、喷嚏、流涕等表证在，将补肺经改为清肺经，加揉乙窝风。

2. 配合介质

爽身粉、润肤乳、精油等；

精油选择：肉桂、丝柏、岩兰草、五味子等，选择1~3种搭配基础油（山茶油、椰子油等）稀释后使用。

（二）营卫不和

【临床表现】

自汗为主，汗出周身，畏寒怕风，不发热或伴有低热，精神疲倦，胃纳不振，舌淡红，苔薄白。本证多为表证、病后正气未复。

【治则】

调和营卫。

【治法】

1. 操作方法

补脾经5分钟，补肾经3~5分钟，清板门1~3分钟，顺运内八卦3~5分钟，分推手阴阳3分钟，揉肾顶1~3分钟，揉外劳宫1~3分钟，掐揉合谷1~3分钟，工字搓背1~3分钟。

2. 配合介质

爽身粉、润肤乳、精油等；

精油选择：肉桂、野橘、迷迭香、丝柏等，选择1~3种搭配基础油（山茶油、椰子油等）稀释后使用。

（三）气阴虚弱

【临床表现】

以盗汗为主，也常伴自汗；消瘦，汗出较多，精神不振，心烦少寐，寐后汗多或伴低热口干，手足心热，哭声无力，形体虚弱，口唇淡红，舌质淡，苔少或花剥苔。

【治则】

益气养阴。

【治法】

1. 操作方法

补脾经5分钟，补肾经5分钟，补肺经3分钟，揉足三里3分钟，揉二马1分钟，清天河水1分钟，揉肾顶1分钟，揉肺俞、脾俞、肾俞、太白、涌泉各1分钟。

2. 配合介质

爽身粉、润肤乳、精油等；

精油选择：野橘、柠檬、岩兰草、丝柏等，选择1~3种搭配基础油（山茶油、椰子油等）稀释后使用。

【护理注意】

1. 汗出后注意避风；擦汗时勿用湿冷毛巾，避免受凉。

2. 中气不足的儿童，尽量减少剧烈运动。

3. 因足底受凉引起的寒厥，常出现突然阵汗出，伴有头晕、烦躁等症，此时可用温水或花椒煮水泡脚，引火归元，即可缓解症状。

二十一、遗尿

【概述】

遗尿是指3周岁以上的儿童不能自控排尿，经常自遗、醒后方知的一种病症，俗称尿床。3岁以下儿童神经发育尚未完善、排尿的自控力不佳，学龄期贪玩、夜晚熟睡不醒、偶尔尿床，均非病态。

遗尿分原发性和继发性两种：原发性是持续或持久的遗尿，期间控制排尿的时间从未超过1年；继发性是指儿童控制排尿至少1年后又出现遗尿。临床上原发性遗尿占绝大多数。年龄越小发病率越高，但是部分患者到青少年后期或成人期还出现。本病多数病程长，应抓紧治疗，以免影响儿童身心健康。

历代医家认为儿童遗尿多系虚寒所致，常用温补之法。

（一）下元虚寒

【临床表现】

经常遗尿，多者一夜数次，小便清长，醒后方知，神疲乏力，面色㿠白，肢凉怕冷，下肢力不足，智力及生长发育较同龄儿童稍差，舌质淡，舌体大，苔水滑。

【治则】

温补肾阳，固涩小便。

【治法】

1. 操作方法

补肾经8分钟，补脾经8分钟，推上三关1~3分钟，揉外劳宫5分钟，揉二马1~3分钟，点揉关元、气海、中极、曲骨（位于腹下部，耻骨联合上缘上方凹陷处）、太溪、照海穴（在足内侧，内踝尖下方凹陷处）1~3分钟，横擦命门、肾俞以透热为度。

配穴：

下肢发冷变凉，加拿列缺、揉膊阳池。

2. 配合介质

爽身粉、润肤乳、精油等；

精油选择：肉桂、丝柏、小茴香、檀香等，选择1~3种搭配基础油（山茶油、椰子油等）稀释后使用。

3. 其他外治法

可配合艾灸夜尿点（小脚趾屈侧第一指节处）

（二）肺脾气虚

【临床表现】

睡中遗尿，量多次频，少气懒言，食欲欠佳，易出汗，易感冒，面色黄、无光泽，大便稀溏或便难，舌质淡，舌体大。

【治则】

补脾益肺，固涩小便。

【治法】

1. 操作方法

补脾经7分钟，补肺经3分钟，清板门1~3分钟，逆运内八卦2分钟，揉外劳宫3分钟，推上三关1~3分钟，揉太渊（位于手掌面腕横纹上，桡动脉搏动处，见图5-9-1）、列缺穴3分钟，点揉关元、中极（在下腹部，前正中线上，当脐中下4寸）、曲骨、太白、照海穴1~3分钟，摩百会1分钟。

2. 配合介质

爽身粉、润肤乳、精油等；

精油选择：肉桂、丝柏、小茴香、山鸡椒等，选择1~3种搭配基础油（山茶油、椰子油等）稀释后使用。

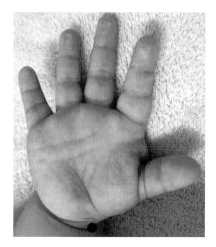

图5-9-1

（三）心肾不交

【临床表现】

睡中小便自遗，夜寐不宁，记忆力差，专注力差，烦躁，易盗汗，手足心热，舌红。

【治则】

交通心肾，固涩小便。

【治法】

1. 操作方法

补肾经5分钟，揉二马3分钟，揉小天心3分钟，分推手阴阳3分钟，清天河水1分钟，逆时针揉神门穴1分钟，点揉关元、中极、曲骨、太溪、涌泉穴1~3分钟。

2. 配合介质

爽身粉、润肤乳、精油等；

精油选择：红橘、岩兰草、丝柏、肉桂等，选择1~3种搭配基础油（山茶油、椰子油等）稀释后使用。

（四）肝经湿热

【临床表现】

尿量不多，但尿味腥臊，尿色较黄，平时性情急躁或夜间乱语，磨牙，唇红，苔黄。

【治则】

清热利湿。

【治法】

1. 操作方法

清肝经5分钟，补肾经3分钟，揉小天心3分钟，清板门3~5分钟，清小肠1~3分钟，清补脾经3分钟，清天河水1分钟，点揉关元、中极、曲骨穴1~3分钟，按揉三阴交1分钟，重揉肝俞、胆俞各1分钟。

2. 配合介质

爽身粉、润肤乳、精油等。

精油选择：红橘、柠檬、薰衣草、丝柏等，选择1~3种搭配基础油（山茶油、椰子油等）稀释后使用。

【护理注意】

1. 自幼培养儿童睡前排尿的习惯；睡前减少饮水或流质饮食，以减少尿量。

2. 白天不要过于疲劳或兴奋。

3. 夜间尤其在容易发生遗尿的时间前及时唤醒孩子排尿。

4. 不要因尿床给孩子压力，造成其精神负担，切忌打骂责罚，应给予理解和信心；对此类患儿来说，心理疏导和家长的关爱比治疗更重要，家长要减轻孩子恐惧心理，维护孩子的自尊心。

5. 积极寻找遗尿的原因进行治疗。

二十二、滞颐（流口水）

【概述】

滞颐是指儿童涎液不自觉地从口内流溢出来的病症，因涎液常滞渍于颐下而得名，俗称流涎、流口水。本病多见于3岁以内的儿童，也可见于五迟、癫痫的年长儿。若因出牙或口疮、软瘫、痴呆等所致，不属本节范畴，当治原发病。

本病症轻，但病程较长，因时久不愈，易导致颐部潮红糜烂，故应积极治疗。

（一）脾胃湿热

【临床表现】

流涎黏稠，颐间红赤，甚则口角赤烂，口臭，腹胀，大便干结或臭秽，小便黄，唇红，舌红，苔黄腻。

【治则】

清热燥湿，清脾和胃。

【治法】

1. 操作方法

清脾经5分钟，清板门5分钟，清四横纹3分钟，清小肠3分钟，补肾经3分钟，揉二马1~3分钟，清天河水1~3分钟。

配穴：

大便干燥、便秘者，加推下七节骨、清大肠。

2. 配合介质

爽身粉、润肤乳、精油等；

精油选择：柠檬、薰衣草、罗马洋甘菊、丝柏等，选择1~3种搭配基础油（山茶油、椰子油等）稀释后使用。

（二）脾胃虚寒

【临床表现】

流涎清稀，口淡无味，颐部皮肤湿烂作痒，面黄，少气懒言，食欲欠佳，大便稀溏，舌质淡，苔水滑。

【治则】

健脾益气，温中化湿。

【治法】

1. 操作方法

补脾经8分钟，补肾经5分钟，清板门1~3分钟，逆运内八卦2分钟，揉外劳宫5分钟，推上三关1~3分钟，摩腹3~5分钟，擦脾俞、肾俞各1分钟，点太白、公孙各1分钟。

2. 配合介质

爽身粉、润肤乳、精油等；

精油选择：肉桂、丝柏、小茴香、山鸡椒等，选择1~3种搭配基础油（山茶油、椰子油等）稀释后使用。

3. 其他外治法

可配合艾灸太白、公孙两穴。

（三）肾阳不足

【临床表现】

流涎清稀，口淡无味，神疲乏力，面色㿠白，肢凉怕冷，下肢力不足，智力及生长发育较同龄儿童稍差，舌质淡，舌体大，苔水滑。

【治则】

温补肾阳，除寒化湿。

【治法】

1. 操作方法

补肾经8分钟，补脾经8分钟，推上三关1~3分钟，揉外劳宫5分钟，摩腹3~5分钟，点关元、气海各1分钟，横擦命门、肾俞以透热为度，轻揉太溪、夜尿点各2分钟。

2. 配合介质

爽身粉、润肤乳、精油等；

精油选择：肉桂、丝柏、小茴香、檀香等，选择1~3种搭配基础油（山茶油、椰子油等）稀释后使用。

3. 其他外治法

可配合艾灸夜尿点。

【护理注意】

1. 流涎的患儿以虚证居多，尤其是脾肾阳虚；在平时喂养上注意忌口寒凉、生冷、海鲜、饮料等食物，水果少吃，防止损伤脾胃。

2. 切忌亲吻或按压小儿腮部，以免刺激腮腺管口而导致流涎。

3. 针对流涎患儿，擦口水的纸巾应细软，要勤换口水巾，以免刺激口周及下颌皮肤而引起溃烂。

4. 因口疮、压痛等引起的流涎，应先治原发病。

5. 临床常将流涎是否减少作为判断儿童脾肾发育情况的指标之一，若儿童常年流涎，需引起家长注意。

二十三、惊证

【概述】

惊证是指儿童因受惊吓或曾受惊吓出现的烦躁、胆小、哭闹、精神差、惊悸不安，咬衣领或手指，睡前粘人、睡中易惊吓，食欲过旺或进食过快、不咀嚼，甚至不与他人交流，发育迟缓，诱发癫痫等，轻症容易被忽视，但日久影响儿童生长发育，因此需引起家长重视。

本病的病因较复杂，多因惊恐或养护失宜，如触及异物、耳闻异声或跌扑或外感、内伤所致。

【临床表现】

烦躁不安，胆小，哭闹、惊悸不安，咬衣领或手指，睡前粘人、睡中易惊吓，食欲过旺或进食过快、不咀嚼，大便稀黏，色青绿，面青或青黄少华，发稀黄、直立或成缕，印堂及承浆尤青；重者时时弄舌，少数有四肢摇动或摇头等，时久体重不增，影响生长发育。

【治则】

安神镇静为主。

【治法】

1. 操作方法

揉小天心8分钟，分推手阴阳3分钟，补肾经5分钟，补脾经3~5分钟，清天河水1分钟，揉神门穴1~3分钟，抚脊3~5分钟（尤其以腰骶部位顺时针画圈为主），轻柔摩腹5分钟。

配穴：

惊吓重或初受惊吓者：加掐揉五指节。

2. 配合介质

爽身粉、润肤乳、精油等；

精油选择：薰衣草、罗马洋甘菊、红橘、橙花、岩兰草等，选择1~3种搭配基础油（山茶油、椰子油等）稀释后使用。

【护理注意】

1. 惊证这一大组症状很多，归纳到一起，先治惊、除烦，患儿病症即除了一大半。

2. 脾胃弱、阳气不足的孩子容易受惊吓，同时惊吓又复伤肾阳，当孩子对某些事物恐惧时，尽量避免让孩子反复接触惊吓源；切不可通过多次接触降低孩子敏感度的方法试图让孩子适应。

3. 当孩子因身体原因产生躁动、注意力不集中、哭闹时，家长要给予充分理解，并以安抚和引导为主，避免训斥儿童加重惊吓。

4. 对于因惊吓引起的发育迟缓、不与他人交流等，不可过早诊断为自闭，不推荐参加早教机构或康复训练，以防更受惊吓。

5. 儿童平时尽量避免场面激烈或惊悚的动画片、视频等，有些儿童会表现出害怕却渴望观看的情况，所以家长在儿童观看动画片等时，应及时观察孩子的反应，选择合适的视频。

6. 随着年龄增长，当孩子脾肾功能加强、阳气充足后，惊吓问题会随之减轻。

7. 惊吓患儿尽可能少吃肉类、海鲜、甜黏腻等易生痰的食物，惊吓和痰结合在一起会生成惊痰，易引发癫痫、自闭、五迟等疾病，因此需要重视。

二十四、夜啼

【概述】

夜啼是指婴幼儿入夜啼哭,时哭时止或每夜定时啼哭,甚至通宵达旦,白天安睡的一种病症,俗称"夜哭郎",多见于一岁以内的新生儿。

对于因急腹症或因饥饿、口渴、热、痒等原因引起的啼哭或有开灯睡觉的不良习惯,不属于夜啼范围。新生儿昼夜睡眠20小时左右,到周岁12~13小时,足够的睡眠是健康的保证;哭啼不止,睡眠不足会影响生长发育,因此应积极治疗。

(一)脾虚中寒

【临床表现】

入夜啼哭,入睡难,睡时俯卧,屈腰而啼,哭声低弱,面色青白,鼻唇沟青,四肢欠温,得热则舒,大便溏薄,小便清,舌淡。

【治则】

温中散寒。

【治法】

1. 操作方法

补脾经5分钟,揉外劳宫3分钟,揉乙窝风3分钟,推上三关1分钟,逆运内八卦2分钟,清四横纹2分钟,揉小天心3分钟,分推手阴阳2分钟,双手搓热后摩腹3~5分钟。

2. 配合介质

爽身粉、润肤乳、精油等;

精油选择:黑胡椒、肉桂、小茴香等,选择1~3种搭配基础油(山茶油、椰子油等)稀释后使用。

(二)心热内扰

【临床表现】

睡喜仰卧,哭声响亮,入夜哭啼,见灯则哭啼做甚,面红唇红,烦躁不安,小便黄,舌尖红、伸舌舌尖翘起。

【治则】

清心安神。

【治法】

1. 操作方法

揉小天心7分钟，揉总筋3分钟，清天河水2分钟，清小肠1~3分钟，清肝经1~3分钟，补肾经3分钟，分推手阴阳2分钟，逆时针揉神门、顺时针揉涌泉各1分钟。

2. 配合介质

爽身粉、润肤乳、精油等，

精油选择：乳香、马郁兰、薰衣草等，选择1~3种搭配基础油（山茶油、椰子油等）稀释后使用。

（三）惊恐

【临床表现】

睡中惊惕不安，神色恐惧，惊哭惊叫，稍闻声响则惊啼不已，声调时高时低，喜依偎母怀，面色乍青乍白或有惊吓史。

【治则】

安神镇静。

【治法】

1. 操作方法

揉小天心8分钟，分推手阴阳2分钟，补肾经3分钟，补脾经3分钟，平肝清肺1分钟，掐揉五指节1分钟，摩腹5分钟，抚脊3分钟（尤以腰骶部为主）。

待惊恐症状好转后，加清补脾经、逆运内八卦，以调中和胃，保后天之本。

2. 配合介质

爽身粉、润肤乳、精油等；

精油选择：薰衣草、罗马洋甘菊、红橘、岩兰草等，选择1~3种搭配基础油（山茶油、椰子油等）稀释后使用。

（四）乳食积滞

【临床表现】

夜间阵发性哭闹，脘腹胀满拒按，烦躁不安，辗转不宁，时有呕吐，大便稀溏或秘结，呕吐物及大便酸臭，面色黄，山根青筋横截，发稀黄或成缕，日久则枕秃或方颅，舌苔厚。

【治则】

健脾和胃，消积宁神。

【治法】

1. 操作方法

清补脾经5分钟，清板门5分钟，逆运内八卦3分钟，清四横纹2分钟，清大肠1~3分钟，揉小天心3分钟，掐揉足三里5~7次，顺时针揉腹3~5分钟。

2. 配合介质

爽身粉、润肤乳、精油等；

精油选择：罗马洋甘菊、红橘、野橘、小豆蔻等，选择1~3种搭配基础油（山茶油、椰子油等）稀释后使用。

【护理注意】

1. 家长要弄明白孩子啼哭的原因，是否因为饥饿、排便或其他不适。

2. 夜啼不论何种证型，先给予安神镇静，疾病去一大半。

3. 乳母及儿童饮食应注意不食生冷、寒凉、油腻、肥厚等食物。睡前不要进食，晚餐以好消化为主，以免胃不和则卧不安。

4. 脾虚寒啼患儿要注意保暖；心热啼哭患儿上半身勿过热；惊啼患儿平时应给予安神镇静；乳食积滞患儿要注意调配饮食，以易消化为主，定时定量。

二十五、五迟（发育迟缓）

【概述】

五迟是以站立、行走、毛发、牙齿、语言发育迟缓于正常儿童为特征的一种疾病，属于发育障碍性疾病（症状不必全见，有一项迟缓即可诊断）。正常儿童一般出生后头发黑密，6个月左右开始萌牙，7~9个月发出"爸爸、妈妈"等复音，10个月能站立，1岁能独立行走，13个月能说出简单的语言。若1周岁多，头发稀细、黄枯，不萌牙，不能站立平稳，1岁半不能行走，不会说爸妈以外的字，即可能为五迟。

五迟主要是先天禀赋不足，后天调摄失养，脾肾不足累及五脏所致。常见病因有先天禀赋不足、痰浊阻窍、惊吓、药物损伤、疾病继发等。

西医学认为，小儿生长发育迟缓，大脑发育不全，佝偻病等多种慢性疾病均可引起五迟。五迟是生长发育迟缓的一种疾病，如经积极治疗，大多可以改善和恢复，但部分可成痼疾。因此这类疾病预防胜于治疗。

（一）肝肾不足

【临床表现】

筋骨痿软，发育迟缓，坐、立、行、出牙等明显迟于同龄儿童（症状不必全见，有一项落后即可诊断），甚至4~5岁尚不能行走，平素活动少，易疲倦喜卧，面色青黯无泽，全身无力，舌质淡。

【治则】

补肾养肝。

【治法】

1. 操作方法

补肾经10分钟，揉二马3~5分钟，补脾经5分钟，揉小天心3分钟，逆运内八卦3分钟，推上三关2分钟，顺时针揉通里3分钟（在前臂掌侧，腕横纹神门上1寸），点关元、太溪穴各1分钟，轻揉百会、四神聪1~3分钟（位于头顶百会穴前、后、左、右各旁开1寸处，共4穴），摩腹5分钟，捏脊3~6遍。

配穴：

偏于肾阳虚者，手脚凉、腿软、流口水、腹胀如鼓，加擦命门、关元，揉外劳宫，振脐、丹田，可配合艾灸太溪、夜尿点。

2. 配合介质

爽身粉、润肤乳、精油等；

精油选择：黑胡椒、肉桂、雪松、黑云杉等，选择1~3种搭配基础油（山茶油、椰子油等）稀释后使用。

（二）心血不足

【临床表现】

智力低下，精神呆滞，不哭不闹，数岁不语或言语不清，肌肤苍白，发稀萎黄或成绺，纳少，大便秘结。

【治则】

补心养血。

【治法】

1. 操作方法

补脾经8分钟，补肾经5分钟，揉二马3分钟，推上三关3分钟，逆运内八卦2分钟，顺时针揉神门、通里穴3分钟，按揉足三里5~7次，轻揉百会、四神聪1~3分钟，按揉膀胱经的心俞、脾俞、胃俞、肝俞、胆俞、大肠俞等穴各0.5分钟，摩腹3~5分钟。

2. 配合介质

爽身粉、润肤乳、精油等；

精油选择：乳香、马郁兰、古巴香脂等，选择1~3种搭配基础油（山茶油、椰子油等）稀释后使用。

（三）脾胃虚弱

【临床表现】

面色青白或㿠白，头发稀疏萎黄，牙齿生长迟缓或生而质不良，囟门宽大，逾期不合，智力低下，形体消瘦，骨软无力，肌肉松软，生长缓慢，食欲不振，腹胀，大便稀溏，舌淡。

【治则】

补脾和胃，助肾。

【治法】

1. 操作方法

补脾经8分钟，清板门3分钟，推上三关2分钟，补肾经5分钟，揉二马3分钟，逆运内八卦3分钟，清四横纹2分钟，揉外劳宫3分钟，顺时针揉通里、太白穴各1分钟，揉足三里5~7次，轻揉百会、四神聪1~3分钟，摩腹3~5分钟，捏脊3遍，揉背部俞穴各0.5分钟。

2. 配合介质

爽身粉、润肤乳、精油等；

精油选择：野橘、芫荽、黑胡椒、小茴香、山鸡椒等，选择1~3种搭配基础油（山茶油、椰子油等）稀释后使用。

（四）惊痰阻窍

【临床表现】

突受惊吓后生长发育停滞或发育倒退（例如智力、语言、行走等方面），烦躁，胆小、哭闹、惊悸不安，咬衣领或手指，夜啼，面青或青黄少华，发稀黄、直立或成绺，印堂及承浆尤青；平素喜肉食或甜黏腻食物。

【治则】

镇静安神，化痰开窍。

【治法】

1. 操作方法

揉小天心8分钟，分推手阴阳3分钟，清四横纹5分钟，揉掌小横纹3分钟，清板门3分钟，揉通里、神门穴1~3分钟，抚脊3~5分钟（尤其以腰骶部位顺时针画圈为主），揉心俞、厥阴俞、膈俞、肝俞、脾俞各1分钟，摩腹5分钟。

配穴：

惊吓重或初受惊吓者：加掐揉五指节。

2. 配合介质

爽身粉、润肤乳、精油等；

精油选择：薰衣草、罗马洋甘菊、红橘、橙花、乳香等，选择1~3种搭配基础油（山茶油、椰子油等）稀释后使用。

【护理注意】

1. 五迟儿童因五脏发育未成熟，部分会表现为不与他人交流、情商偏低等，不要过早诊断为自闭，按照发育识缓来治疗，孩子的情商、交流会跟上。

2. 发育迟缓只是迟，但早晚会来，因此家长不用有太大心理压力，以免影响儿童情绪及家庭氛围。

3. 惊痰阻窍型患儿，按照"惊证"一节护理。

4. 孕妇要保持精神舒畅，营养丰富，勤晒太阳，慎用对胎儿不利的药物。

5. 五迟属虚证居多，应加强饮食调整，少吃或不吃甜黏腻、肉食、海鲜等难消化食物，不吃生冷、寒凉。

附录：儿童常用精油及基础油介绍

【基础油】

椰子油、山茶油作为较大面积使用的基底油，或作为精油的稀释用油（儿童用油浓度一般较低，从0.5%~10%不等，越小的孩子使用浓度越低）。过敏性肌肤、免疫系统引发的皮肤炎症者，通常极为敏感，可予基础油先行保养与适应，之后再渐次加入精油，由少量开始。

【精油】

按拼音排序

B
薄荷（椒样薄荷）

1. 植物科属：唇形科薄荷属。
2. 萃取部位：整株植物。
3. 萃取方法：蒸汽蒸馏法。
4. 主要功效

- 清新口气。
- 让皮肤产生清凉感，止痒效果佳。
- 发热时有助于降低体温。
- 局部涂抹可缓解头痛、神经痛。
- 促进健康的呼吸功能，缓解鼻塞、咳嗽、祛痰，缓和支气管炎、鼻炎、气喘的不适症状。
- 促进健康的消化功能，改善消化不良、胀气、恶心呕吐的不适。
- 舒缓胃痛、肠躁症疼痛、胃酸过多引起的不适。
- 天然驱虫防蚊。

C
茶树（澳洲茶树）

1. 植物科属：桃金娘科细籽亚科白千层属。
2. 萃取部位：枝叶。
3. 萃取方式：蒸汽蒸馏法。

4. 主要功效

● 对抗细菌、真菌、念珠菌、虱子、尘螨引起的皮肤问题。

● 抗炎，尤其可消除皮肤发炎红肿现象，并可加速伤口愈合。

● 温和的清洁与活化肌肤，常用于粉刺、青春痘、皮肤伤口、晒伤、轻微敏感、香港脚、疣、鹅口疮、癣、疮等皮肤问题。

● 温和清洁口腔。

● 流感季节可以熏香以提升免疫力，可改善支气管炎、扁桃体炎、伤风、咳嗽、喉咙痛等呼吸道不适症状。

● 净化空气、促进心灵的洁净。

橙花

1. 植物科属：芸香科。

2. 萃取部位：花朵。

3. 萃取方法：蒸汽蒸馏。

4. 主要功效

● 提振情绪，对抗焦虑。

● 修复肌肤瑕疵，让肌肤平滑。

● 促进放松，维持良好睡眠质量。

● 嗅吸或扩香可调节血压。

● 释放压力，给人放松安全感。

D
丁香

1. 植物科属：桃金娘科蒲桃属。

2. 萃取部位：花苞。

3. 萃取方法：蒸汽蒸馏法。

4. 主要功效

● 止痛剂，可抗炎、舒缓牙痛，帮助牙齿与牙龈健康。

● 很强的抗氧化剂，内用可保护细胞免受自由基伤害、对抗发炎。

● 内用可预防血栓、促进心血管健康。

● 净化空气、抗菌，改善上呼吸道感染引起的不适症状。

● 扩香或稀释涂抹能改善甲状腺机能、并使人有温暖的感觉。

● 提振精神、激励热情与勇气。

F
佛手柑

1. 植物科属：芸香科柑橘属。

2. 萃取部位：佛手柑果皮。

3. 萃取方法：冷压法。

4. 主要功效

- 镇定及舒缓，因其镇静效用常用于按摩舒压。
- 净化肌肤，改善脂溢性皮肤炎、粉刺、平衡与修护肤质。
- 内用或局部涂抹可消除肠胃胀气、利消化。
- 适度稀释温和按摩可改善婴幼儿腹部绞痛。
- 扩香有助于改善呼吸道不适。
- 涂抹于下腹部或盆浴可改善泌尿道感染。
- 安抚焦虑、消除紧张，抗忧郁。

G
古巴香脂

1. 植物科属：豆科苏木亚科古巴属。

2. 萃取部位：树脂。

3. 萃取方法：蒸馏法。

4. 主要功效

- 强效的抗氧化剂，可支持肝脏健康。
- 支持健康的免疫，可用于自体免疫引起的健康问题。
- 维护心血管健康，安抚镇静及支持神经系统。
- 支持呼吸系统。
- 加速胃部食物排空，帮助消化。
- 让皮肤平滑、透亮、无瑕疵，亦可改善过敏肤质。
- 安抚镇静情绪，舒缓亢奋的神经活动。

广藿香

1. 植物科属：唇形科刺蕊草属。

2. 萃取部位：叶片。

3. 萃取方法：蒸汽蒸馏法。

4. 主要功效

- 降低交感神经活性，对情绪具有安稳、平衡的效果。
- 促进滑顺、光泽的肤质。
- 减少皱纹、面疱和肌肤问题。
- 具有驱除蚊虫、除白蚁的效果，亦可舒缓蚊虫叮咬。
- 抗炎，研究显示广藿香对于乳腺炎有预防效果。
- 使人镇静、宁神和放松，从而减轻焦虑。

H
红橘

1. 植物科属：芸香科柑橘属。
2. 萃取部位：橘皮。
3. 萃取方法：冷压法。
4. 主要功效
- 支持健康的消化和代谢，调理脾胃功能。
- 清洁和净化。
- 支持健康的免疫。
- 凝神及提神，快乐幸福感。
- 舒缓放松情绪，安抚，缓解惊吓。

黑胡椒

1. 植物科属：胡椒科胡椒属。
2. 萃取部位：果实。
3. 萃取方法：蒸汽蒸馏法。
4. 主要功效
- 抗氧化。
- 促进血液循环，有助于抗寒暖身。
- 稀释涂抹于腹部，可帮助消化、改善胀气。
- 按摩改善肌肉酸痛和肌肉僵硬。
- 扩香可舒缓焦虑的心情。
- 提升防护力，改善感冒、感染症状。
- 抗焦虑、提高警觉。

黑云杉

1. 植物科属：松科云杉属。

2. 萃取部位：枝条、针叶。

3. 萃取方法：蒸馏萃取。

4. 主要功效

- 放松舒缓精神压力，提高注意力。

- 有助于支持健康的呼吸系统。

- 可以舒缓肌肉和关节疼痛。

- 缓解各种皮肤炎症和瘙痒（痤疮、湿疹、脂溢性皮炎）。

- 可以帮助保持生殖泌尿系统的健康。

J
姜

1. 植物科属：姜科姜属。

2. 萃取部位：根茎。

3. 萃取方法：蒸汽蒸馏法。

4. 主要功效

- 调理肠胃不适、改善消化系统功能。

- 温胃、止呕、散寒。

- 缓解宿醉、晕车（船）、孕吐等症状。

- 稀释按摩可解除背痛、膝盖关节疼痛等问题。

- 促进血液循环、祛除寒气。

- 改善体能、提升能量。

K
苦橙叶

1. 植物科属：芸香科。

2. 萃取部位：叶片、细枝。

3. 萃取方法：蒸汽蒸馏法。

4. 主要功效

- 促进良好的睡眠。

- 镇静、放松，抗焦虑，安神、缓解惊吓。

- 调节血压，支持心血管健康。

- 平衡皮肤及头皮的油脂。
- 内服可改善消化不良与肠胃胀气。
- 清凉的香气可以提神、增强记忆力、减少疲劳。

L
冷杉（西伯利亚冷杉）

1. 植物科属：松科冷杉亚科冷杉属。
2. 萃取部位：针叶、细枝。
3. 萃取方法：蒸汽蒸馏法。
4. 主要功效

- 扩香以打开呼吸道，让呼吸顺畅。
- 抗炎，支持健康免疫，缓解呼吸道炎症、咳嗽。
- 嗅吸冷杉，可减轻因长期观看电脑或手机屏幕引起的精神疲倦或身心烦躁。
- 香气有着与大地连结的踏实感，可促进镇静与放松。

罗马洋甘菊

1. 植物科属：菊科春黄菊属。
2. 萃取部位：花朵。
3. 萃取方法：蒸汽蒸馏法。
4. 主要功效

- 改善肌肤，缓解过敏、瘀青、割伤等皮肤问题。
- 镇静神经系统，改善失眠与焦虑。
- 安抚幼儿啼哭、减轻儿童暴躁与过动问题。
- 舒缓幼儿腹绞痛、耳痛、出牙的疼痛。
- 抗炎，促进健康的免疫系统。
- 宁心清神，消除焦虑，带来平和及耐性的氛围。

罗文莎叶（桉油樟罗文莎叶）

1. 植物科属：樟科樟属。
2. 萃取部位：叶片。
3. 萃取方法：蒸汽蒸馏法。
4. 主要功效

- 增强免疫力，预防感冒流感等。

- 净化空气，扫除空气中的病菌和有害物质。
- 放松神经，提振精神。

罗勒

1. 植物科属：唇形科罗勒属。
2. 萃取部位：叶片。
3. 萃取方法：蒸汽蒸馏法。
4. 主要功效

- 调理肤质、使肌肤有清凉感，可调理青春痘肤质。
- 有助于改善睡眠质量。
- 调理消化系统症状。
- 改善绿脓杆菌引起的外耳道发炎感染。
- 提振情绪，放松紧绷的肢体。

绿薄荷

1. 植物科属：唇形科野芝麻亚科薄荷属。
2. 萃取部位：枝叶。
3. 萃取方法：蒸汽蒸馏法。
4. 主要功效

- 促进消化并帮助减缓偶发肠胃不适。
- 增进注意力与提振情绪。
- 清洁口腔与清新口气。
- 减少恶心呕吐的不适症状。
- 改善上呼吸道的不适症状，维持呼吸顺畅。
- 局部涂抹可改善偏头痛。
- 具有激素一样的活性，能够打开心结，带来平衡感。
- 缓解抑郁者的精神压力及疲劳，提振精神。

莱姆

1. 植物科属：芸香科柑橘属。
2. 萃取部位：莱姆果皮。
3. 萃取方法：冷压法。
4. 主要功效

- 维护健康的免疫系统功能。
- 振奋、激发活力，促进正面情绪。
- 净化空气与肌肤，是体内与体外全方位的净化剂。
- 促进心灵平衡与健康。
- 香味清新活泼，有助振奋神经系统，克服疲劳抑郁。

M
没药

1. 植物科属：橄榄科没药属。
2. 萃取部位：树脂。
3. 萃取方法：蒸汽蒸馏法。
4. 主要功效

- 可改善皮肤龟裂、减少细纹与皱纹。
- 抗氧化，可改善日晒后紫外线对于皮肤细胞的损伤。
- 有益于牙齿保健，保护牙龈健康。
- 促进伤口愈合，尤其是渗液的伤口。
- 熏香可提神醒脑、恢复活力。
- 温暖宜人、增强脑部活力。

迷迭香

1. 植物科属：唇形科野芝麻亚科迷迭香属。
2. 萃取部位：花朵、叶片。
3. 萃取方法：蒸汽蒸馏法。
4. 主要功效

- 促进健康的消化，改善消化不良。
- 预防呼吸道感染等问题。
- 帮助减少紧张情绪。
- 放松肌肉，缓解酸痛疲劳。
- 维持头发及头皮健康。
- 增强记忆力，使人明智。

玫瑰（大马士革玫瑰）

1. 植物科属：蔷薇科蔷薇属。

2. 萃取部位：花朵。

3. 萃取方法：蒸汽蒸馏法。

4. 主要功效

- 抗炎、抗菌、抗病毒。
- 帮助皮肤疤痕愈合、保湿、改善肤质、抗老化。
- 调节女性荷尔蒙，改善更年期妇女躁郁的情绪。
- 混合基底油按摩腹部，可改善经期疼痛或经血过多的现象。
- 嗅吸可以降低焦虑、平静与放松。
- 热情的香气，令人春情洋溢，充满幸福感。

马郁兰

1. 植物科属：唇形花科牛至属。

2. 萃取部位：叶片。

3. 萃取方法：蒸汽蒸馏法。

4. 主要功效

- 镇静及养护神经系统，可以帮助放松，促进良好的睡眠质量。
- 有益于心血管保健，常被中老年人用以调节血压。
- 可放松绷紧的肌肉。可用于调理头痛、肌肉酸痛、缓解痉挛。
- 维护健康的免疫系统。
- 有助于心境平和及安眠。

N
柠檬

1. 植物科属：芸香科柑橘亚科柑橘属。

2. 萃取部位：柠檬果皮。

3. 萃取方法：冷压法。

4. 主要功效

- 提升免疫功能。
- 畅通呼吸道、保护黏膜、杀菌防护、维护健康的呼吸功能。
- 影响体内血清素及多巴胺的浓度，减少抑郁，提振情绪。
- 减少海马回受到自由基伤害引起的脑神经退化，海马回是大脑贮存长期记忆、知识、经验及情绪的区域。
- 柠檬烯可以降低弹力蛋白酶的活性，预防皮肤的老化，明亮肤色。

● 清新舒畅、喜悦活力、澄净心灵。

柠檬草

1. 植物科属：禾本科香茅属。

2. 萃取部位：叶片。

3. 萃取方法：蒸汽蒸馏法。

4. 主要功效

● 天然驱虫剂。

● 抗炎和抗菌，稀释涂抹可改善皮肤感染症状。

● 维护健康的消化功能，改善胃肠胀气、消化道发炎、乳糖不耐症。

● 调节血胆固醇，维护心血管健康。

● 舒缓按摩可消除乳酸、舒缓久站的疲惫感，促进循环。

● 内服可抑制异常细胞不正常的生长。

● 扩香或稀释涂抹可提神醒脑、改善时差之不适症状。

● 克服疲劳、抑郁与精神不振。

牛至

1. 植物科属：唇形科牛至属。

2. 萃取部位：叶片。

3. 萃取方法：蒸汽蒸馏法。

4. 主要功效

● 牛至是很强的杀菌剂，稀释后外用涂抹，可用于香港脚、灰指甲、疣、黏膜炎、湿疹，各种细菌、真菌或念珠菌感染造成的皮肤问题。

● 改善由致病菌引起的肠胃问题。

● 改善胃肠胀气等消化系统问题。

● 抗氧化剂，可作为天然抑菌或防腐剂。

P
葡萄柚（柚皮）

1. 植物科属：芸香科柑橘亚科柑橘属。

2. 萃取部位：葡萄柚果皮。

3. 萃取方法：冷压法。

4. 主要功效

- 降低食欲，帮助脂肪代谢。
- 消除水肿、促进淋巴系统循环和新陈代谢。
- 帮助身体净化。
- 帮助油性皮肤保持清洁，改善面部肌肤。
- 提振精神、对抗忧郁，缓解压力和沮丧。
- 舒缓呼吸道不适，对抗感染。

R
乳香

1. 植物科属：橄榄科乳香属。
2. 萃取部位：树脂。
3. 萃取方法：蒸汽蒸馏法。
4. 主要功效

- 抗感染，激发免疫力。
- 保护细胞避免伤害。
- 调理呼吸，清肺化痰，缓解支气管炎引发的咳嗽、气喘等症状。
- 使肌肤年轻、散发光彩，减少瑕疵与皱纹，淡化妊娠纹。
- 舒缓疼痛。
- 提升专注力，帮助放松情绪，疗愈抚慰、宁谧安心。

肉桂

1. 植物科属：樟科樟属。
2. 萃取部位：树皮。
3. 萃取方法：蒸汽蒸馏法。
4. 主要功效

- 平稳血糖、避免高血糖引起的炎性反应。
- 抗菌、抗感染，维护健康的免疫系统。
- 安抚消化道的痉挛与不适症状、调节胃液的分泌。
- 促进血液循环、温暖身体、舒缓肌肉痉挛及关节肿胀。
- 驱虫。
- 增进乐观心态、激励正面能量。

S
丝柏

1. 植物科属：柏科柏木属。
2. 萃取部位：叶片。
3. 萃取方法：蒸汽蒸馏法。
4. 主要功效

- 促进循环系统功能，提升活力与能量。
- 改善静脉曲张和痔疮问题。
- 运用于皮肤可收缩毛孔、帮助改善油性肌肤质状况。
- 涂抹以收敛过多的体液，改善浮肿、经血过多、多汗等症状。
- 抗痉挛，缓解咳嗽、支气管炎、百日咳及气喘。
- 减轻肌肉痉挛疼痛。
- 营造安全、踏实感，提升情绪、减轻失落感。

山鸡椒

1. 植物科属：樟科木姜子属。
2. 萃取部位：果实。
3. 萃取方法：蒸汽蒸馏法。
4. 主要功效

- 扩香以散发清新与提振的香气。
- 良好的杀菌和除臭功能，可改善油性皮肤、痤疮等皮肤问题。
- 适合在传染病流行期间扩香使用，增强免疫力。
- 山鸡椒精油的挥发蒸气可以促进肺部异常细胞的凋亡，阻碍异常细胞的分裂周期，每日嗅吸可以让肺部细胞维持健康。
- 静坐时使用能平衡身心并鼓舞思绪，工作或运动时扩香可增加能量及活力。

T
檀香（印度檀香）

1. 植物科属：檀香科檀香属。
2. 萃取部位：木材。
3. 萃取方法：蒸汽蒸馏法。
4. 主要功效

- 使肌肤平滑、气色健康、淡化疤痕、减少肌肤瑕疵。

- 抗病毒，可用于单纯疱疹病毒引起的皮肤感染。
- 安定提神，有助于沉思冥想。
- 研究显示，檀香可以诱发皮肤癌细胞正常凋亡。
- 与大地连结的香气，可以平衡情绪，产生和谐感。

甜茴香（小茴香）

1. 植物科属：伞形科茴香属。

2. 萃取部位：种子。

3. 萃取方法：蒸汽蒸馏法。

4. 主要功效

- 改善肠胃功能，促进健康的消化功能。
- 调理内分泌系统，减轻月经期的不适。
- 促进健康的新陈代谢和血液循环。
- 帮助皮肤及淋巴排出淤积和毒素。
- 抑制对甜食的渴望。
- 提升警觉、产生勇气。

W
五味子

1. 植物科属：木兰科五味子属。

2. 萃取部位：干燥果实。

3. 萃取方法：蒸汽蒸馏法。

4. 主要功效

- 抗氧化，维护肝肾健康。
- 提升免疫力，激励身体代谢和免疫系统能力。
- 维持健康消化系统和泌尿系统功能。
- 咳嗽（久咳不愈）、气喘等呼吸问题。
- 改善眼疾，预防视力减弱。
- 放松和舒缓身体，舒缓焦虑，宁心安神。

X
小豆蔻（豆蔻）

1. 植物科属：姜科小豆蔻属。

2. 萃取部位：种子。

3. 萃取方法：蒸汽蒸馏法。

4. 主要功效

- 舒缓胃部不适，维持理想的消化道平衡。
- 消除积食，降胃火，平衡阴阳。
- 诵畅呼吸道，化痰，促进呼吸系统健康。
- 改善恶心感。
- 提神、令人精神充沛、补给快乐能量。

雪松（弗吉尼亚雪松）

1. 植物科属：柏科崖柏属。

2. 萃取部位：木材。

3. 萃取方法：蒸汽蒸馏法。

4. 主要功效

- 扩香或嗅闻可支持健康的呼吸。
- 强化皮肤的胶原蛋白与弹性蛋白，预防皱纹。
- 促进肌肤洁净与健康，改善湿疹和干癣。
- 作为护发剂可改善头皮的皮脂漏、头皮屑和秃发。
- 驱虫，可杀死壁虱幼虫、驱除火蚁。
- 放松与舒缓的香气，适合运用于冥想、瑜伽及按摩调理用油。
- 宁神、安抚、松弛紧张。

薰衣草（真实薰衣草）

1. 植物科属：唇形科薰衣草亚科薰衣草属。

2. 萃取部位：花朵。

3. 萃取方法：蒸汽蒸馏法。

4. 主要功效

- 修护皮肤割伤、烫伤、水泡、蚊虫叮咬问题。
- 皮肤保养及修护，改善肌肤干燥、舒缓偶发肌肤过敏。
- 护发、养发，可改善因为压力导致的掉发、斑秃。
- 镇静安抚、缓解肌肉紧张，改善肩颈酸痛。
- 促进安稳的睡眠质量。
- 镇静安抚，松弛神经，稳定情绪。

- 爱的觉醒、幸福感与创造力。

Y

野橘（甜橙）

1. 植物科属：芸香科柑橘亚科柑橘属。
2. 萃取部位：橘皮。
3. 萃取方法：冷压法。
4. 主要功效

- 改善焦虑、神经紧张、恐惧感。
- 抗氧化剂，流感季节可提高免疫力。
- 可促进食欲，调理脾胃。
- 开启孩子灵性、增强亲子情感。

芫荽（芫荽籽）

1. 植物科属：伞形科芹亚科芫荽属。
2. 萃取部位：种子。
3. 萃取方法：蒸汽蒸馏法。
4. 主要功效

- 平衡皮肤油脂，维持健康的肤质，改善日晒造成的皮肤红肿发炎。
- 促进消化、舒缓胃肠胀气、暖胃、刺激食欲。
- 舒缓风湿痛、关节痛、肌肉痉挛、改善偏头痛。
- 改善因压力导致的胃酸过多。
- 泡澡可改善生殖系统或妇科感染。
- 帮助体弱的人温和提振，舒缓压力和神经紧张。
- 纾缓压力、安抚冲击恐惧、鼓舞自信。

尤加利（澳洲尤加利）

1. 植物科属：桃金娘科桉属。
2. 萃取部位：叶片。
3. 萃取方法：蒸汽蒸馏法。
4. 主要功效

- 防护抗菌、缓和支气管炎、鼻窦炎、感冒时呼吸道的不适症状。
- 帮助降温、解除充血、肿胀。

- 预防皮肤感染，帮助伤口、溃疡与发炎组织的修护。
- 洁净肌肤、调理面疱、平衡油性肤质。
- 促进放松感、提振情绪。

岩兰草

1. 植物科属：禾本科须芒草属。
2. 萃取部位：根部。
3. 萃取方法：扩散渗透法。
4. 主要功效

- 稳定情绪、身心平衡。
- 天然的镇静剂，缓解惊吓、也可令人安眠。
- 抗氧化与提升免疫力。
- 提升注意力、改善注意力缺乏过动症。
- 香气浓重，有烟熏和泥土的芬芳。有助减轻压力和平复情感创伤，使人从震惊中恢复过来。

永久花

1. 植物科属：菊科腊菊属。
2. 萃取部位：花朵。
3. 萃取方法：蒸汽蒸馏法。
4. 主要功效

- 用于皮肤保护，帮助伤口复原、抗炎、抗敏感、改善肌肤质地。
- 促进血液循环、改善痔疮、静脉曲张及局部瘀青。
- 强化肝脏功能、帮助排毒。
- 扩香或局部涂抹可缓和愤怒或恐慌的情绪，安定心神。
- 纾解抑郁、平息愤怒。

月桂叶

1. 植物科属：樟科月桂属。
2. 萃取部位：叶片。
3. 萃取方法：蒸汽蒸馏法。
4. 主要功效

- 具有溶解收敛黏液的作用，可清除呼吸道过多的痰液，可以帮助呼吸畅通，缓解气喘、咳嗽、感冒流涕和支气管炎。

- 能增加唾液分泌以帮助消化、促进食欲。
- 改善淋巴阻塞，帮助身体循环系统正常，提升免疫力。
- 促进勇敢和自信，带给人专注和坚定的感觉，强化神经系统。

【精油稀释基础知识】

1. 所有精油在涂抹时均需要与基础油（不仅限于书中提到的）稀释。

2. 一般精油少、基础油多，以1%浓度举例，就是在100滴基础油里加1滴精油。

3. 浓度以所有精油混合起来的总滴数计算，以5%举例，就是在100滴基础油里，所有精油加起来一共加5滴。

4. 精油涂抹时避开眼睛等黏膜部位。